うつ時々、躁

私自身を取り戻す

JN128696

海空　るり

表紙イラスト・佐藤蕗

岩波ブックレット No. 992

1　うつで倒れる

車にひかれて死にたい……

「ここで車にひかれたら楽になれるのに……」

一四年前の八月下旬の夕暮れ時、私は自宅付近の横断歩道の上で立ち止まり、ぼんやりとそんなことを考えていた。横断歩道の上で交通事故にあえば賠償額が大きくなる。昔、誰かがそう言っていたっけ。

そのころの私は、「何のために生きているのだろう」と自問自答しては、「いっそのこと、この世から消えてしまいたい」と考えていた。ホームに入ってくる電車を見ては、「ここで飛び込んだら」、高層マンションを見ては、「あそこから飛び降りたら」ということばかりが頭に浮かんだ。そんなことをしたら、どれだけの人に迷惑をかけることになるかということにまで考えが及ばないほど、私は思いつめていた。

その一年前、二〇〇四年の夏、三二歳だった私は突然、ある大学から教員にならないかと誘われた。夢のような話だった。理想の職場で働くことになった私は、水を得た魚の如く、仕事にのめりこんだ。帰りはほとんどいつも終電で、家に着くのは午前二時を回るという生活を一年近く続けた。大学の仕事以外にも、原稿の執筆や講演、政府や自治体の委員なども務め、多忙を極めていた。

忙しい日々が一年ほど続いたころからだろうか。身体に異変が起き始めた。仕事に行こうにも、朝起きられなくなり、定時に職場に出勤できなくなった。「もしかしたらうつ病かもしれない……」。そう思った私は、友人の精神科医に相談した。すると友人は、セントジョーンズワートという気持ちの落ち込みを和らげる効果があるとされるハーブティーを勧めてくれた。

だが、二〇〇五年一〇月上旬のある日を境に、私はまったく職場に行けなくなってしまった。夫は嫌がる私を半ば強制的に、ハーブティーを勧めてくれた友人が勤務する大学病院に連れて行った。

受診の日は朝九時半に病院に着き、初診受付を済ませた。次にどこへ行ったらよいか戸惑っていると、エプロンをしたボランティアと思われる女性が近づいてきて、「何科を受診ですか」と聞いてくれた。私はおずおずと小さな声で、「精神科です」と答えた。すると、その女性は大きな声で、「精神科ですね」と言うと、何階に行くべきかを教えてくれた。精神科なんて、自分とは一生、無縁の世界だと思っていた。なのに、今、私はそこに足を踏み入れようとしている。「人に知られたくない科を受診するのに、この人はなんて無神経なんだろう」と、ひどく腹が立ったことを覚えている。

診断結果は、やはり「うつ病」だった。医師に「しばらく休職したほうがよい」と助言された。好きな仕事を休むなんてあり得ないと抵抗しつつも、このまま続けるのは困難とも感じていた。「うつ病」の診断書をもらった時、その病名に一抹の嫌悪感を抱きつつも、「これで楽になれる」

と内心ほっとしたことを覚えている。

退職、そして妊娠

うつ病と診断され、私は三カ月間、休職することにした。受診した日の夜に処方された薬を飲むと、翌朝は五時にすっきり目が覚め、これまでの不調な時からは考えられないほど、洗濯や料理などをてきぱきとこなすことができた。いわゆるうつ病患者とは明らかに違う。「もう治ったんだ。薬の効果は絶大だ！」と喜んだ。今、思えば「躁転《そうてん》」していたのだろう。

家事はできるようになったものの、仕事に戻る気にはなれなかった。パソコンを立ち上げる気力がわかず、毎日欠かさず読んでいたメールも読めないままだった。お化粧はもちろんのこと、コンタクトレンズを入れる気分にもなれず、髪も整えられず、帽子を深くかぶってメガネをかけて過ごした。歯磨き、洗顔、入浴も億劫《おっくう》で仕方なかった。しばらくするとメールは読めるようになったが、電車に乗って、毎日、職場に行くことは想像すらできなくなっていた。休職期間を三カ月延長し、もうすぐ半年というころ、復職か退職かを決めなくてはいけなくなった。やりたいことを一生懸命やっているだけなのに、私は仕事を始めるとアクセルを踏みっぱなしにして、ブレーキがかけられなくなり、みずからを過労に追い込んでしまう。きっと復職してもまた同じことをしてしまうに違いない。

考え抜いた挙げ句、私は大学を辞める決心をした。悔しかったけれど、その時はそれ以外の選択は考えられなかった。

当時の私は三四歳。まだ子どもは授かっていなかった。常に仕事のことで頭がいっぱいで、出産のことを考える余裕はまったくなかった。退職して、うつ症状が落ち着いてきた私は、「仕事をしていない今なら、ゆっくり子育てができるのでは」と考え、妊娠を希望するようになった。

医師にそのことを話すと、「今は勧められない」と止められてしまった。胎児に対する薬の安全性が確立されていないこと、妊娠期や産後に体調が崩れた際に抗うつ薬が使えないことなどを説明された。さらに、「調子がよくなっても一年は服薬を続けたほうがよい。そうすることで再発のリスクを減らせる」とも告げられた。

しかし、うつ病のことをまったく知らなかった私は、それほど深刻な病気だとは考えていなかった。当時は、うつ病は〝心の風邪《かぜ》〟ぐらいだと思っていて、「医師の言うように一年も薬を飲んでいたら、出産がどんどん遅くなってしまう」と安易に考えていた。

医師の忠告を聞くことなく、私は退職後、一カ月で妊娠した。そのことを医師に告げると、すぐに薬の服用を止めるように言われた。急に薬を止めると調子が悪くなる人もいると聞いていたが、私の場合は特に問題なく断薬することができた。「もう、うつは治ったんだ」。私は単純にそう思った。先生は慎重すぎるのだ……と。

妊娠初期は、薬の影響で子どもに何かあったらどうしようという不安もあったが、妊婦健診で順調に育っていることを知ると、徐々にその不安も和らいでいった。つわりがなくなると、私はうつ病を患《わずら》う前の「元気な自分」に戻っていった。原稿や講演の依頼が増え、新幹線や飛行機で全国を飛び回る生活が再び始まった。「胎児にもマイルが貯まるならよいですね」と、空港の職員に笑いながら言われたこともあった。

新聞でのコラム連載も始まった。連載は思いのほか好評で、ある大学の入試問題として引用されたこともあった。仕事も、お腹の中の赤ちゃんも順調だった。自分の思い描いたとおりの人生を歩んでいる。私はそう信じて疑わなかった。

うつに悩まされる

二〇〇七年の冬、私は男の子を出産した。これまで味わったことのないほどの喜びと愛《いと》おしさを感じながら、三人暮らしが始まった。妊娠中も活動的だったが、出産後はそれにも増して「絶好調」で、二時間おきの授乳で眠れない日が半年以上続いたにもかかわらず、疲れを感じることはほとんどなかった。

今、考えると、躁転していたのだろう。出産後、すぐに医師に診察してもらい、私の様子を診《み》てもらえばよかったのに、妊娠・授乳中は薬を飲んでいなかったので、病院からは足が遠のいていたし、調子がよかったのでもう治ったと思い込み、受診しなかった。

ところが、秋になると、突然、私は電池が切れたかのように動けなくなってしまった。医師に連絡すると、「薬を再開する必要があるので授乳をやめるように」と言われた。少なくとも一年は母乳で育てようと考えていた私にとって、八カ月という早い時期の断乳は想定外だった。赤ちゃんを連れて実家に帰り、服薬を再開するために断乳を試みた。おっぱいが吸えなくなった息子は一晩中泣き続けたが、翌日からは粉ミルクを入れた哺乳瓶をすんなりと受け入れてくれた。

「うつを改善するためには、まず育児の負担を軽減すべき」と母に助言され、私は一歳にも満たない息子を週三日、無認可保育園に預けることにした。泣き叫ぶ息子を引き離して保育士に預け、私はただ家でごろごろ寝ているだけ。情けないやら悔しいやら悲しいやらで、涙が溢《あふ》れた。またもや歯車が狂ってしまった。なぜ、私にだけこんな不幸が訪れるのだろう。コラム連載は続けられなくなり、翌週に終了となった。依頼されていた仕事もすべて投げ出した。こつこつと積み重ねてきたものが、再び音を立てて崩れ落ちていった。

二カ月ほど経つと、息子といっしょに散歩に出かけられるまでに回復した。精神科には定期的に通い、薬をもらっていた。医師には、「うつを二回やると九割方、三回目がくるので、薬は一生飲み続けたほうがいい」と言われた。うつという病気は思っていた以上に深刻そうだ。私はこのころから、事の重大さを認識するようになっていた。

数年経った春のある日のこと、生理が止まっていることに気づき、「赤ちゃんができたのかもしれない」と思って産婦人科を受診した。だが、妊娠はしていなかった。産婦人科の医師に、「薬を飲んでいる」と告げると、「その薬の副作用で止まっているのかもしれない」と言われた。二人目が欲しかった私は、それを聞き、自己判断で服薬を中断した。断薬後、四カ月ほどすると再びうつ状態になり、医師の指示で服薬を再開した。だが、その二日後に第二子の妊娠が判明し、再び断薬。妊娠中は第一子の時と同じで、体調を崩すこともなく、出産後も安定していた。それにしても、なぜこんなむちゃくちゃな薬の飲み方をしていたのだろう。今、振り返ると、あまりの無知さが悔やまれる。

2　何が起きたのか

東日本大震災が、「ひきがね」に

二〇一一年三月一一日——。未曽有の大地震が東日本全域を襲った。第二子を出産して一カ月後のことだった。家で赤ちゃんに授乳をしていた私は、大きな揺れを感じた時、家で仕事をしていた夫と、産後支援で来てくれていたヘルパーさんとともに、赤ちゃんを抱き、オムツを抱えてマンションの階段を駆け下りた。

震災後、すぐにスーパーからペットボトルの水がなくなった。お米も粉ミルクの缶も店頭から姿を消した。お米を食べないとおっぱいが出なくなる。粉ミルクがなくなれば、生まれたばかりのこの子は餓死してしまうかもしれない……。私はわが子が死んでしまうという恐怖に怯《おび》えていた。

震災から一週間くらい経っても、粉ミルクがスーパーの棚に並ぶことはなかった。そのころの私は、福島の原発のメルトダウンよりも、赤ちゃんが餓死することのほうが怖かった。産後で少し思考がおかしくなっていたのかもしれない。そのことが頭から離れなくなり、私は二人の子どもを連れて、しばらく田舎に避難することにした。避難先の町にあったドラッグストアで粉ミルクの缶の列を見た時、私は思わずしゃがみこんで泣いてしまった。

しばらくすると、夫が迎えに来てくれた。だが、私は首都圏にはモノがないということに異常なほどの恐怖心を抱いていた。ここにいれば、水もお米も粉ミルクもある。何の不安もなく暮らせる。反対する夫を振り切って、私はそれから約二カ月もの間、避難先で暮らすことになる。

最初はホテル暮らしだったが、しばらくすると、決まった時間に食事を取り、お風呂に入るという規則に縛られた環境に窮屈さを感じ始めた。貯めていたへそくりでマンションを借り、とりあえず布団があれば暮らしていけるだろうと安易に考え、布団を二組、買って入居した。だが、夕方になり、照明がないことに気がついた。家具もない真っ暗な部屋の中で、途方に暮れていると、隣りの家族はさぞかし驚いたのだろう。自分の家の子ども部屋の電球を取り外し、うちの天井に取りつけてくれた。彼らは「使っていないから」と、自分の家からカーテンも持ってきてくれ、窓を覆ってくれた。

着の身着のままで、家具も持たずに関東から逃げてきた私たちのことを、周囲の人たちは「かわいそうな被災者」と思ったのだろう。事情を聴いた人が冷蔵庫や炊飯器を貸してくれたり、お米をくれたりと、それはそれは親切にしてもらった。私が「水もお米も粉ミルクもなくなったから、怖くて逃げてきたんです」と、赤ちゃんを抱きながら話すと、震災の影響がなかったその土地の人たちは、「首都圏でもそんな事態になっていたんですね」と、驚き、涙を流した。

ある時、福島には救援物資が集まっているのに、福島からこちらに避難してきた人たちには救援物資が届かず、きわめて不便な生活を強いられているという話を聞いた。自分のことのように感じ、心を痛めた。すぐに近隣の住民にチラシを配り、不要な衣類や消耗品などの物資を募った。

そして、みんなの協力で集まった車一台分の物資を市役所に寄付した。周りの人たちは私のことを産後すぐなのに、しかも自身が避難生活を送る身であるにもかかわらず、慈善活動までするなんて素晴らしいと賞賛した。

だが、大震災という異常事態に加え、慣れない地での生活は産後の私の心身には負担が大きすぎたのだろう。最初は左耳が聞こえなくなった。ストレスから来る突発性難聴だった。さらに、胸の中に食品に使うラップのようなものがあり、それが「くしゃくしゃ」と握りつぶされるような違和感を覚え始めた。多弁と言われる症状も出ていた。話しすぎると疲れるため、外に出るときはマスクをした。避難先で下の子の一カ月健診を受けた際、医師に自分の症状を話したが、「疲れているのでしょう」と言われただけだった。

私は完全に躁転してしまっていたのだ。

尋常ではない活動量や金遣いの荒さ、話の端々に虚偽が混じることなどから、夫は私の異常さに気づき始めた。「家に帰ろう」と彼は何度も私を説得したが、私はそれを頑《かたく》なに拒んだ。そうこうするうちにへそくりが底を尽き、家賃が払えなくなった。仕事で東京に戻った際、夫は自宅近くのスーパーの棚に大量に並ぶ粉ミルクの写真を送ってくれた。安心した私は、ようやく帰り支度を始めた。こうして二カ月間に及んだ避難生活は幕を閉じた。

双極性障害と診断される

自宅に戻った私は「絶好調」なままだった。家族の誕生日にはおめかしをして、幸せそうな家族写真を撮りに写真館に行ったりしている。だが、その状態は長くは続かず、一カ月後、私は重たいうつ状態に陥ってしまった。

私は泣いている下の子を抱いてあやすことすらできず、ただ布団にくるまり、目をつぶってじっとしているだけ。夫は、上の子を保育園へ送迎し、家事をすべてこなし、そして一家の家計を担うために下の子を背負いながら働いてくれた。

遠方に住む夫の両親が、見かねてしばらく下の子を預かってくれることになった。人見知りの激しい時期に、突然、両親から引き離されたわが子はどれほど不安だったことだろう。夫の両親も、泣き叫ぶ孫に、さぞかし心を痛めたであろう。だが、そのころの私は、感情の起伏すらない精神状態にあり、寂しいとも悲しいとも感じなかった。ただ、普段はあまり感情を表に出さない夫が、怒りに耐えるような悔しそうな表情をしていたことだけは今でも覚えている。

そんな状態で丸一年を過ごした。あまりに長く寝込む私を見かね、母は「一度しっかりとした検査を受けたほうがいい」と、大学病院での検査を勧めてくれた。二泊三日で検査入院をした私は、問診や心理面接なども含めた総合的な所見により、「うつ病」ではなく「双極性障害（Ⅱ型）」と診断された。

うつ病の発症から実に七年もの月日が経っていた。最初はうつ病だったが段々と双極性障害に移行していったのか、それとも最初からそうだったのか。今となっては知るすべもない。聞くところによると、双極性障害と診断されるまでに数年、長い場合は十数年かかる人も少なくないらしい。確定診断がつきにくいために早期発見ができず、治療を始める時期が遅れてしまい、重症化するケースもあるという。

双極性障害とは　かつて「躁うつ病」と呼ばれていた通り、躁状態とうつ状態を繰り返す病気。躁の時は病気の自覚がない場合が多く、うつのときに受診するため、「うつ病」と間違われることが多いが、うつ病とは異なる病気で治療法も違う。双極性障害は躁の程度によって、Ⅰ型とⅡ型にわけられる。うつ状態に加え、入院が必要になるほど激しい躁状態が出るのがⅠ型、比較的穏やかな軽躁状態しか出ないのがⅡ型である。病気の原因として遺伝子、環境などが関係していると言われているが、まだはっきりとは解明されていない。

薬で症状をコントロールしながら、自分にあった病気とのつきあい方を見つけていくことで、普通の社会生活を送ることができるようになる。双極性障害は再発を繰り返しやすい病気なので、症状がおさまっても再発予防のために服薬を続けることが推奨されている。よい状態を維持するには、薬だけではなく、睡眠などの生活リズムを一定にしたり、ストレスの少ない暮らし方を心がけるなど、自助努力も欠かせない（加藤忠史先生〈理化学研究所脳神経科学研究センター〉の指導をもとに記述）。

妄想に悩まされる

検査入院をし、双極性障害と診断された二〇一二年夏ごろから、私は少しずつよくなっていき、「本来の自分」に戻っていった。一年間、子どもたちに何もしてあげられなかったという罪悪感を一挙に払拭《ふっしょく》するかのように、私はいろいろなイベントを企画した。夏はスイカ割りや花火、秋にはハロウィンの仮装、冬はクリスマス会や子どもたちの誕生会などを開き、愉快に暮らしていた。ようやく明るく活発な自分に戻れたと、楽観的にとらえていた。

長く診てもらっていた医師が遠くに転勤することになったので、私はインターネットで家からほど近い精神科のクリニックを見つけ、通院することにした。初めて会う精神科医は、見るからに誠実そうな医師だった。私が「順調だと思います」と話すと、彼は「やや躁状態が見られるから」と、ジプレキサ(この本では商品名を用いる)という薬を処方した。だが、私は躁状態を「調子がよい」と勝手に解釈し、自己判断で服薬しなかった。

季節が変わり、春を迎えるころになると、さらに顕著な躁症状が現れ始めた。前世がわかるという怪しい女性が、「あなたは前世では、平直方の娘だった」と教えてくれた。平直方といえば、桓武《かんむ》天皇の直系だ。前世と現世が交錯し、「私には皇室の血が入っている」と真剣に考えるようになった。私に皇室の血が入っているということは、当然、私の二人の子どもにもその血が受け継がれているということになる。そうであれば、子どもたちには皇位継承権があることになる。このことを宮家に知られたら、継承順位が一位となる上の子に追っ手が迫り、彼の存在は消されてしまうかもしれない。「上の子の命が危ない……」と思い込んだ私は、友人に頼み込み、彼をかくまってもらった。

また、あるときは、田舎に住むおじから電話がかかってきて、「城の相続権について話があるから、一度、帰って来て欲しい」と言われた。そのことを母に話すと、「おじはすでに亡くなっているから、そんなことはあり得ない」と叱られた。着信履歴は残っていなかったから私の妄想だったことは明らかなのだが、あれは確かにおじの声だった。これが幻聴《げんちょう》、妄想と呼ばれる類いのものなのだろう。それにしてもなぜこんなにリアルなのだろう……。自分でもさっぱりわけがわからなかった。

浪費と質屋通い

自分では、丸太のように寝ているだけのうつ期のほうが家族に迷惑をかけていると思っていた。だが、夫は、躁期のほうが遥《はる》かに迷惑だと断言する。躁になると、いきなり外に飛び出し、どこで何をしでかすかがまったくわからないため、制御不能になるからだと言う。だが、躁状態は本人にとっては決して不快なものではなく、むしろ気分がよい。ありとあらゆることに興味がわき、気がつくと新聞の半分以上を切り取ってスクラップしていたこともあった。気になる本は片っ端からネット書店で注文し、途上国での悲しいニュースを見ると寄付をした。海外クルージングの広告を見れば、一人一〇〇〇万円以上する旅行の見積もりを送ってもらい、ポストに入っていた一億円近い家のチラシを見ると、その家を買う段取りをした。奇行に気づいた夫は、契約直前にキャンセルし、関係者に謝罪に行き、尻拭いに追われた。

躁の症状の一つである浪費は、どんどん激しくなっていった。夫に出費の異常さを指摘され、クレジットカードを取り上げられた。それでも浪費はとまらず、私は質屋に行き、高額なブランドのかばん、財布、思い出の詰まった貴金属など、ありとあらゆるものを現金に換えては買い物をし続けた。

お金が底をつき始めると、今度はリサイクルショップに出入りするようになった。何でもすべて一〇〇〇円というお店にはまり、毎日のように通い詰め、欲しいものはすべて買い尽くした。段ボール二箱分の洋服を買った時には、「こんなにたくさんの洋服を買ってどうされるんですか」と店主に聞かれ、私は咄嗟《とっさ》に「ブティックを開くんです」と答えた。すると、それを現実と錯覚した私は、ブティックを開く気になってしまい、適した物件を探し始め、家賃二〇万の部屋を借りる手前まで話を進めてしまった。気づいた夫は、またもや火消しに走り回った。確かに躁はうつより遥かに家族に迷惑をかけるようだ。

二〇一三年二月中旬、あまりにはしゃぐ妻を見て、服薬をしていないのではないかと疑った夫は、クリニックを代理受診してリーマスとジプレキサ(ともに躁症状を抑える効果がある)を入手し、私の口に放り込んだ。薬を飲むと、一カ月ほどで躁の症状は治まった。処方されたジプレキサを飲んで行動が抑制されるようになると、一気に体重が増え始め、またたく間に四五キロだった体重は五六キロになった。躁のときに大量に買い集めた洋服はどれも着られなくなり、すべてすてることになった。数カ月間の躁状態はこうして幕を閉じた。

3　病と向きあう

〝冬眠〟に備える

二〇一三年春。私は再びうつでダウンした。子どもたちの入園式と入学式が済んだ後のことだった。入学式には、着物で出席するほどハイテンションだったのに、式の一週間後には、トイレに立つ以外は寝て過ごすという辛いうつの日々が再び始まった。後頭部と胸の辺りの違和感、根拠のない不安が私を襲った。今度のうつはいつまで続くのだろうか。強い焦りを感じた私は、本格的なうつ期に突入してもよいように、ありったけの力を振り絞って〝冬眠〟のための準備を始めた。

まず最初に、「診療ガイドライン」を探した。自分が受けている治療が標準的なものなのか、今、受けている治療以外に有効なものはないかが知りたかった。日本うつ病学会が作っているガイドラインを読んでも、主に薬の説明が列挙されているだけで、素人にはむずかしかったが、患者・家族向けに書かれた「双極性障害（躁うつ病）とつきあうために」という解説書はとてもわかりやすかった。

次に、セカンドオピニオンを受けるための情報収集をした。双極性障害を専門とする医師は先の学会のホームページに載っていたが、いずれの医療機関も私の住まいからは遠く、うつ状態の私が電車に乗って受診することは困難と思われた。結局、旧知の医師に家から近い大学病院の精神科教授を紹介してもらい、受診することにした。

大学病院のホームページに、「紹介状が必要」と書かれていたので、通っていたクリニックの医師に、「セカンドオピニオンを受けたいので、紹介状を書いてください」と言うと、「転院ですね」と冷たく言い放たれた。「セカンドオピニオンを受けに行きたいだけです」と説明したが、取り合ってもらえなかった。今でもセカンドオピニオンを受けるというのは、まるで「あなたよりいい先生がいるようなので、そちらに行きます」と宣言するようなものなのだろうか。

クリニックの医師からもらった紹介状を手に、私は大学病院を訪れた。初めて対面した優しそうな男性医師に、「今まで飲んでいた薬以外に、ラミクタール二五ミリグラムを追加しましょう。今後はラミクタールを少しずつ増量しましょう」と言われた。リーマスの血中濃度を調べるために、定期的な血液検査が必要だからと、採血もしてくれた。検査はクリニックでは一度もおこなわれなかった。双極性障害のように患者数の少ない病気の場合は、クリニックよりもより専門性の高い病院のほうが安心できそうだ。そう考えた私は、セカンドオピニオンで関係も悪くなったことだし、これまでお世話になったクリニックには戻らないことにした。

生きる希望を得て

「大学病院を受診してよかった……」。病院を後にしながら、私は久しぶりに高揚していた。一番嬉しかったのは新しい薬の処方よりも、「生きる希望」を与えてもらったことだ。

新しく主治医となった医師は、「あなたの病気を患っている人には、芸術的才能に溢れている人が少なくない。多分、あなたもそうだろう。私は医師の立場から薬を調節し、できるだけよい状態が保てるよう手助けするから、あなたは自分の役割を果たしなさい」と言ってくれた。私が、「書くことが好きだ」と言うと、作家の北杜夫《もりお》さんが同じ双極性障害であることを教えてくれ、気分の良いときには、好きなことをやるようにと、アドバイスしてくれた。

うつと躁に一喜一憂されるだけの人生ではない。この病気になったことを悲観することもない。双極性障害になったからこそ、できることもある。うつになったら抗うつ薬、躁になったら抗躁薬を飲むだけのつまらない人生を送らなくて済むかもしれない。そういえば、『不思議の国のアリス』を書いたルイス・キャロルも、『トム・ソーヤの冒険』で有名なマーク・トウェインも、双極性障害を患っていたと言われていたっけ。躁の時の高揚した愉快な体験を、平常心の時にうまく物語にすることもできるのではないか……。夢がふくらんだ。

主治医は下を向いて歩いていた私の肩を叩き、前を向いて歩くようにと、声をかけてくれた。

患者会に参加

二〇一三年五月、インターネットで見つけた「ノーチラス会（日本双極性障害団体連合会）」という患者会の定例会に参加した。会場で隣りに座った男性は、見た目は普通の好青年だったが、「自分は双極性障害のラピッドサイクラーで、一日の中でも躁とうつが入れ替わるので大変」と話してくれた。私の周期は月単位なので、日内変動は体験したことはないが、想像するだけでも大変そうだ。

ある女性は一人暮らしをしているので、家の中のゴキブリを見ても孤独感が癒やされると話していた。

会ではいくつかのグループにわかれ、仕事や家事のことなどについて意見交換をした。ここでは気をつかわずに病気のことを話せる。自分と同じ境遇の人に出会ったのは初めてだったので、この場にいるだけで心が和んだ。

とても印象的だったのは、私が結婚していて子ども二人いると話すと、ある人が私のことを「お気楽患者」と呼んだことだった。健常者に言われたら、きっとかなり気分を害しただろうが、同病者にそう言われると、なぜか腹は立たなかった。自分は充分に苦しんできたと思ってきたが、自分より辛い生活を送っている人はたくさんいるのだ。私は自分のことばかり考え、勝手に悲劇のヒロインになっていたということに気づかされた。

患者会で大笑いしたエピソードもある。躁状態のとき、多くの人が度を越した買い物をしてしまうのだそうだが、それが終わると、山のように買ってしまった物を見て、自己嫌悪に陥る。「それならば、患者会でバザーを催して、躁のときに買ってしまったものを出品して売れば、少しは気分が晴れるかもしれない」と、誰かが言った。すると別の人が、「でも、そのバザーで躁状態の人が、また大量に買い物をしてしまったら悪循環は途切れないね！」と応じた。病気を笑い飛ばせる強さとユーモアを持つ人たちと出会える。病気を患いながらも前向きに生きていく知恵を体験者から学べるという点が患者会のよさなのだと感じた。

ノーチラス会は定例会と呼ばれる集まりを定期的に開催している。また、会報の発行や電話相談などもおこなっており、時には政策提言など、社会に向けた発信もしている。患者会というのは、きわめて貴重な社会資源だと感じ入った。

ツイッターでの共感

「他の患者さんはいったい、どんな生活をしているのだろう」、「皆、どんなことを考えているのだろう」。闘病中、そんな疑問がよく脳裏をよぎった。だが、患者会に参加して以来、誰に相談することもできず、私は孤独に闘病していた。

ある日、姪《めい》の勧めでツイッターを始めてみたら、同じ病気の人たちが溢れるほどいることに驚いた。

私はしばらくツイッターに熱中した。のめり込みすぎて何日も徹夜し、始めたばかりのころは躁転してしまったほどだ。今までずっと一人で抱えてきた様々な思いを吐き出し、同病の患者さんに読んでもらった。自分の体験をツイートすると、次々に共感の言葉や励ましが寄せられた。

なかでも、生き方に対する彼らの考え方を教えてもらったことは、心底、ありがたかった。ある女性は、「双極性障害はやっかいな病気なんだから、『生きてる』ってだけですごいんだよ」と書き込んでくれた。目から鱗《うろこ》の発想だった。私は家族のため、社会のために何の役にも立たない自分の存在に自信を失っていた。だが、考えてみればこの病気を患っている人の中には、みずから命を絶つ人も少なくないと聞く。「こうして死なずに生きているということだけで充分」という言葉は心にしみた。

「うつで寝込んでいて、観葉植物に水をあげなかったら植物が枯れてしまった」。そうツイートすると、五〇代の女性から、「お気持ち、よくわかります。私も部屋の中で、オリヅルランの鉢をひっくり返して土がこぼれてしまったけど、億劫でまだ掃除もしていません」という返信が来た。あるときは、「四日ほど前からうつがよくなり始めていたのですが、まだまだできないことが多くて自己嫌悪です」とツイートすると、「暗闇のトンネルを歩いているような気持ち、まったく同じです。おばあさんになるまでこんな調子なら、お先真っ暗で死んだほうがましだとすら思うこともあります」と返事が来た。ある人は、「できなかったことより、ちょっとしたことでも、『何かやれた！』と思い、自分を褒《ほ》めるほうが精神的によいみたいですよ。今、ツイートしていることも立派な行動ですよ」と褒めてくれた。共感されるということは、これほどまでに人の気持ちを楽にするのだということを痛感した。

顔が見えないインターネットでの会話という匿名環境が、私の心を解放したのかもしれない。恥ずかしくてなかなか普通の人には打ち明けられない「子どもを風呂に入れられない」という悩みもツイートしてみた。すると、「まったく同じです。子どもたちを風呂に入れないといけないのに、入れられないんです。昨日も入れてあげられなかったのに、今日も無理そうです」と返ってきた。また、別の女性からは、「私は一週間以上もお風呂に入れず、着替えもせずにずっと布団の中で過ごしています。通院のときも髪の毛ボサボサのまま。たぶん悪臭がしてたんじゃないかな」と、冗談めいた返答が来た。

顔をあわせて話をする患者会に参加するためには、電車に乗る必要があるので、うつがひどいときに参加することはむずかしい。だが、インターネット上であれば、布団の上で横になっていても、スマホや携帯があればいつでも誰でも参加できる。私はこのコミュニティと出会えたことに、心から感謝している。

研究に協力

うつ期に突入する前、このままうつになり、何もできなくなってしまうことが不安でたまらなくて、私はインターネットで病気や医療機関について調べ、何かよい方策はないかと模索していた。すると、「精神神経疾患の原因解明および診断法・治療法の開発に関する研究」という長い名前のホームページに出くわした。そこには、当事者に向けて、研究に協力して欲しい旨の記載があった。自分の病気を社会に役立てることができるのであればと思い、私はすぐ事務局に連絡した。数日後、事務局から具体的な方法が書かれたメールが送られてきた。本人には一時間、両親には一五〜三〇分くらいの電話調査と、それぞれの唾液の提供というのが依頼内容だった。協力できる旨を伝えると、すぐに電話調査の日時を調整するためのメールが送られてきた。

電話調査の当日、前半は研究の説明があり、後半はうつと躁の状態のときのことなどを詳しく聞かれた。終わって時計を見ると一時間二〇分が経過していた。この病気について深く話せるのは、夫のほかは仲のよい数名の友人くらいなので、自分の病気について一時間以上も話せたということが、ことのほか嬉しかった。この病気になってよかったと思ったことは一度もないが、この時、初めて、私の闘病経験は無駄ではなかったかもしれないと思うことができた。夫にも「科学の発展に貢献した」と誉められた。

その時、「ブレインバンク」と呼ばれる組織を知った。そこは「死後脳」を保存しておく銀行のようなところだ。ブレインバンクは福島県にあり、生前登録をしておけば、死後に「献脳」することができ、病因究明の研究に役立つという。研究が進み、私の子どもたちの時代、もしくは孫やひ孫の時代になれば原因が解明され、治る病気になるかもしれない。そう考えると、献脳は今の私にできる唯一とも言える科学的な社会貢献だと感じている。私はすでに生前登録を済ませたので、財布の中に、「死後脳提供に関する意思表示カード」を忍ばせている。

自身の遺体を医・歯学教育や研究に役立ててもらいたいと、献体に登録する人は全国で二八万人を超え、今や希望しても献体ができない地域すらあると聞く。それに比べて、ブレインバンクへの生前登録者は全国でわずか二〇四人（二〇一八年八月現在）と、まだまだ少ないのが現状だ。ブレインバンクでは、病気の人の脳だけではなく、健常者の脳の登録も推奨している。正常な脳と比較することで、初めて異常を発見することができるからである。脳の病気で苦しんだ本人および家族などが、亡くなった後にブレインバンクに献脳するという考えがより浸透すれば、研究は著しく進展するのではないだろうか。陰ながら、そうなることを願ってやまない。

4　少しずつ前に、でもまた後ろに

家事支援サービス

うつのときは、寝ている以外、ほとんど何もできなくなる。子どもたちにご飯を食べさせないといけないのに、買い物に出ることができない。生協の宅配を勧められるが、注文票を書く気力がない。子どもの給食のかっぽう着も毎週末、洗濯しなくてはいけないのに、洗濯物を干してアイロンをかけることなど想像すらできないのだ。

そんな状況で困っていたとき、「役所に頼めばヘルパーさんを派遣してもらえる」とツイッターで知り合った人が教えてくれた。起き上がるのもやっとという状態だったが、必死の思いで役所に足を運び、家事援助サービスを受けたいと申し出た。だが、あっさり断られてしまった。このサービスは独居の方むけに提供されており、配偶者がいる人には適用されないというのだ。周囲に手伝ってくれる人がいない独居の方はさぞかし大変だろうと思う。だが、配偶者がいる家庭でも、やるべき家事はほとんど変わらない。人数が多い分、むしろ大変なくらいだ。夫がいるといっても、日中は働いていて家にいるわけではない。困っている人に行政サービスが届かないとはおかしな制度だ。

どうにかしたい一心で、私は布団の中で携帯を片手に、家事援助サービスについて調べてみた。

すると、住むエリアによっては、配偶者の有無にかかわらずサービスを受けることができることがわかった。なぜ地域によって違いがあるのか疑問に思い、厚生労働省に電話をかけた。すると、国には明確な指針はなく、サービスを受けられるかどうかの判断は、各市区町村にゆだねられているという説明を受けた。

私は、うつ症状が比較的軽い日を選び、再び役所に赴いた。その時、窓口で応対してくれた担当者は、「それはさぞかし困っておられるでしょう」と、親身に話を聞いてくれた。そして同居する子どもが小さく、充分な養育がむずかしいという理由で、サービスを受けることができるようにしてくれた。

今は週に三回、毎回二時間のペースでヘルパーさんに来てもらっている。それまでは、子どもたちに満足な食事すらも提供できないほど、深刻な状態だったが、ヘルパーさんたちが定期的に来てくれるようになってからは、食事はもちろんのこと、掃除や洗濯が滞らなくなった。

どこに住んでいても、本当に必要としている人が適切なサービスを受けられる、そんな社会のしくみができて欲しいと願わずにはいられない。

障害年金の申請

ツイッターを始めてしばらくすると、時折、「障害年金をもらっている」という投稿を目にするようになった。精神障害者は年金が受けとれるのだ、と他人事《ひとごと》のように読み流していたら、あるとき、主婦でも年金がもらえるというツイートが目に留まった。もしかすると私でも、もらう資格があるのではないか。そう思って、次の受診時にそのことを主治医にたずねてみると、「もらえると思うから、役所に行って相談するように」と言われた。

早速、役所に行くと、発症当時の保険者を聞かれたので、「共済組合」と答えると、「ここではなく、年金事務所に行くように」と言われた。年金事務所に行き、待つこと三〇分。自分の番になり、担当者に大学の職員だったことを告げると、「窓口はここではない」と言われ、共済組合に電話をするように言われた。するとそこでは、所属していた大学に直接電話するように、と言われた。たらいまわしにされて、くたくたになるが、ありったけの力をふりしぼって大学に電話すると、退職時の所属を聞かれた。答えるとしばし沈黙。大学のコンピュータではまだ、かつて在籍していた私の情報が探せない様子だった。もう一〇年以上前のことだ。すぐに対応できないのも無理はない。

後日、大学から分厚い書類がどんと送られてきた。申請するには、これらの書類にすべて目を通し、必要事項を記載しなくてはならないという。うつの私には到底できない作業だった。ツイッターからの情報によると、社会保険労務士に頼めば全部やってくれるらしい。加えて、依頼する場合は、精神障害に関する法令などを専門とする人を選ばないと認定されづらかったり、等級が下がってしまったりするとも聞いた。早速、インターネットで検索し、家からほど近い事務所を見つけて申請を依頼した。

社会保険労務士にまず電話でたずねられたのは、初診日だった。うつ病と診断された日の証明証が必要なのだそうだ。日記をつけていた私は日記帳をめくり、夫に引きずられるようにして大学病院を受診した九年前の日を探し出した。病院に問い合わせると、カルテはまだ残っているとのことだった。大学病院ではカルテは半永久的に保存されているが、中小病院やクリニックなどでは、一定の保管期限が過ぎると処分されてしまうこともあると聞く。残っていてよかったと思った。

書類のほとんどを社会保険労務士に埋めてもらい、ようやく申請が終わり、後は結果を待つのみとなった。そのことをツイッターに投稿したところ、「年金の一カ月分もの委託費用を払って、社会保険労務士に依頼する経済的余裕のある人が、なぜ年金をもらうのか。年金泥棒だ」と、厳しい口調で責められた。「夫の収入で生活できている私は、年金をもらう立場ではなかったのだろうか」。責められて傷ついたものの、今まで懸命に働き、年金を納めてきた自分の当然の権利だと思い直し、その批判は真《ま》に受けないことにした。

しばらくすると給付決定の通知が届き、私は障害年金を受給できることになった。それにしても、なぜ誰もこの制度のことを今まで教えてくれなかったのだろうか。これは病気になった私が、重たい症状を抱えながら調べるべきことだったのだろうか。生活保護の申請などの場合は、院内の医療ソーシャルワーカー（ＭＳＷ）が教えてくれることもあると聞くが、私の場合は、ＭＳＷと接することは一度もなかったため、福祉制度について聞く機会はまったくなかった。もっと自分の病気に積極的に向き合わなくてはいけない。年金の一件は、そんなことを私に教えてくれた。

四季の行事はうらめしい

あいかわらずうつが続いている。朝、起きて、着る洋服を選ぶ気力がないため、春から夏にかけては毎日同じものを着て過ごした。夜になっても着替える気力が出ないので、洋服のまま寝起きしていた。

私はもともと洋服が大好きで、四季が移るごとに衣類を買っていた。躁になるとその傾向が度を越して強くなり、洋服や靴《くつ》、帽子などを山のように買い集めた。

ある国の大統領夫人は一日三回洋服を着替え、一度袖を通した服は二度と着ないと聞いたことがある。躁の時は、あたかも自身が大統領夫人であるかのような錯覚を覚え、朝、昼、夕方と一日に三回洋服を着替え、夫に「また着替えたのか……」と、失笑された。そんな私が春と夏を通して、一着の洋服しか着られなかったのだから、うつ症状はかなりひどかったと言える。

暑かった夏が過ぎ去り、紅葉の美しい秋が巡ってきた。十五夜には月見団子、彼岸にはおはぎを食べるという日本の風習がある。四季があり、その折々の季節を慈《いつく》しむように過ごす日本の文化が私は大好きだ。だが、うつのときは季節ごとの行事は面倒なものとしか思えず、できれば知らないふりをしてやり過ごしたかった。

ある日、牛乳がなくなったので、コンビニに買いに行った。スーパーに比べるとコンビニは面積が狭いし品数も少ないので品物が選びやすく、うつのときはとても重宝した。買い物を済ませ、店を出ようとした時、ふと店内の何枚かのチラシが目に入った。年賀状の印刷、クリスマスケーキの予約、お歳暮の品々、お正月のおせち料理の予約……。それらを見た途端に胸が重たくなり、押しつぶされそうになった。年末にはこんなにたくさんのイベントがある。とてもじゃないが対応できそうにない。しかも、年が明けると子どもたちの誕生日もやってくる。どうしよう。何も準備してあげられない。

思えば昨年の冬は元気だった。手作りのクリスマスツリーを作り、サンタクロースが持ってきてくれたプレゼントを賑やかに開けて楽しんだ。私は陽気で、よく笑い、明るくて愉快なママだった。ところが今冬は一転、うつである。クリスマスツリーは飾れないかもしれない。サンタさんも来られないかもしれない。

「でも……」、と考え直す。今はまだ一〇月だ。クリスマスまでには二カ月もある。それだけあれば、うつも少しはよくなるのではないか。なにも今から悲観的に考えることはない。それに今年できなくても、来年はできるかもしれない。うつに振り回されるのは悔しくてたまらないが、それが私の人生なのだから仕方がない、と諦《あきら》めて受け入れるしかない。自分にできる範囲の祝いごとを一つひとつこなしていけばよいではないか。「気楽にいこう」。自分で自分を鼓舞《こぶ》した。

子どもの成長を支えられない

子どもの成長は早く、半年もすると履《は》けていた靴が履けなくなる。成長は楽しみなはずなのに、うつのときは素直に喜べない。ある日のこと、下の子が靴を履いたら、「これ小さいよ。履けない、足、痛い」と言った。私はそれを聞いた途端、眉をひそめて大きなため息をついてしまった。子どもを連れて靴屋さんに行かなくてはいけない。「寝たきり状態でしんどいのに勘弁してよ……」というのが私の本音だった。

だが、足が痛いと言う子どもを放っておいてよいはずはない。ありったけの力を振り絞って駅前まで行き、靴屋さんで足のサイズを測ってもらった。「一五センチでいいと思いますよ」と言われ、そのサイズを探す。いや、少し大きめのものを買っておけば、しばらくは買いに来なくて済む。そう思い、私は少し大きめのものを探す。だが、店員は大きすぎるのは足によくないという。人の気も知らないでと思いつつ、結局、アドバイス通りのサイズを買った。

その日の夜のこと。布団の中で下の子が、「おててつなごう」と言いながら小さな手を差し出してきた。その手をぎゅっと握る。温かくて小さくて柔らかい手。子どもを抱きしめると涙が出てくる。おでこにキスをする。愛おしくて、愛おしくてたまらない。結婚して、二人の子どもを授かり、好きな仕事にも恵まれ、幸せな人生を歩んでいた。なのに、なぜこんな病気になってしまったのだろう。

ふと、両親のことが脳裏をよぎる。子育てが終わり、孫もでき、自分たちの老い支度を始めていた彼らは、病気になった私のことをどれほど心配していることだろう。大切に育ててきたのに、どうしてこんなことになったのかと、ひどく落胆しているに違いない。想像するだけで胸が痛む。両親は孫たちの顔を見るのが一番の楽しみなのに、もう半年以上、両親に孫たちの顔を見せていない。私は電車に乗ると疲れてしまうため、同じ首都圏に住んでいながら実家に帰ってあげられないのだ。「親不幸者」という文字が幾度となく頭に浮かんでくる。

育児も親孝行もできない。そんな自分がただただ悔しかった。

育児放棄

昨日は無理だったが、今日は子どもたちを風呂に入れることができた。簡単なことのようで、彼らを風呂に入れるには気合いがいる。自分の身体と髪を洗った後に、二人の子どもを順番に洗う。身体の前と後ろ、もう一人の前と後ろ。その後にそれぞれの頭をシャンプーで洗い流す。少しは水でっぽう遊びやゴーグルをつけて泳いだりするのにも付き合ってあげなくてはいけない。風呂から出たら、下の子の身体を拭いてすぐおむつをはかせる。油断すると床におしっこをしてしまう。上の子は自分で身体を拭いてパジャマも着てくれる。何も言わずとも自分でできるようになってきたことに安堵《あんど》する。嫌がる下の子を横にして歯を磨く。上の子の仕上げ歯磨きをする。気力が残っていないときは、私は風呂に入らず歯も磨かずに夕食後、そのままベッドに倒れこんで寝てしまう。当然、子どもたちもそのまま寝ることになる。

月に一度、ケアマネジャーさんが面談に来てくれるので、ある時、子どもの入浴について相談してみた。すると、「今の制度では障害児の入浴援助はできるが、障害者の子どもへの入浴サービスはない」と言われた。そして、「このまま子どもたちを不潔にしていると、『育児放棄』と見なされて児童相談所に通報される」と心配してくれ、子どもたちを風呂に入れてくれる入浴ボランティアを探そうという話にまでなった。事態は私が思っているよりかなり深刻そうだった。子どもたちに基本的な生活すら送らせてあげられないことへの罪悪感が、私の上に重くのしかかる。

子どもたちを入浴させられない悩みを近くに住む友人に打ち明けたところ、彼女は子どもたちを迎えに来てくれ、彼女の家で風呂に入れた後、家まで送ってきてくれた。「二日以上入れられなかったらまた連絡して」と言い残して帰っていった。その優しさが心にしみた。

うつと歯科

うつと歯の健康とは、切っても切れない関係にある。うつになると、歯ブラシに歯磨き粉をつけて磨いて口をゆすぐ、という一連の動作が億劫になる。歯を磨かず放っておき、虫歯になれば、歯医者に通わなくてはならない。だが、うつのときは予約した時間に指定された場所に行くことすらむずかしくなるので、治療に通い続けられるのかすらわからない。だからうつのときこそ、きちんと歯は磨いたほうがよい。そうわかっているのに、なかなか磨けない。

ある日のこと、長男が学校で歯科検診を受けたら虫歯があったそうで、治療をするようにという手紙をもらってきた。自分の歯も磨けないのに、子どもたちの歯など磨けているはずがない。「今日は無理だ」、「今夜もできなかった」ということを続けているうちに、とうとう子どもは虫歯になってしまった。

罪悪感を抱きつつ、子どもを歯医者に連れて行った。虫歯はさほど進行していなかったようで、一回の治療で終わったが、その際に歯並びが悪いことを指摘され、歯列矯正《しれつきょうせい》を勧められた。矯正を始めるとき、歯科医から、「矯正器具がついているところは虫歯になりやすいので気をつけてください」と言われた。そして、「お母さんが仕上げ歯磨きをしてあげてください」とも。

半年ほど経つと、また長男の歯に虫歯ができてしまった。私は意を決して、自分がうつ病であること（あえて双極性障害と言わなくてもよい場合、私はうつ病と人に説明する）、夜は気力がなくて仕上げ歯磨きをしてあげられないことを歯科医に伝えた。すると歯科医は、「仕上げ歯磨きは夜でなくて朝でもよいから、一日一回しっかり磨いてあげてください。フッ素が入っている歯磨き粉や仕上げ用の電動歯ブラシも売られているので、そんなのを使ってあげるとよいですよ」と親身にアドバイスしてくれた。そして「歯医者の子どもでも歯質によっては虫歯になりますからね」と笑って言ってくれた。その言葉に涙が出そうになった。

希望を見いだす

日によっては、外に出られる日も増えてきた。ある日のこと、一枚の演奏会のポスターが目にとまった。家からすぐの小さなホールで、舘野泉《たてのいずみ》さんという「左手のピアニスト」と呼ばれる方の演奏会があると書かれていた。舘野さんと言えば、二〇〇二年のＮＨＫの大河ドラマ「平清盛」のテーマ曲のソリストを務めた著名な音楽家だ。六五歳のときに脳出血で右麻痺になり、右手でピアノを弾くことができなくなってしまった。だが二年後、ピアノは一〇本の指で弾くという常識を覆し、彼は麻痺のない左指五本だけで演奏を再開した。以前、できていたことができなくなった。だが、それを乗り越えて再び活躍している。私は彼に自分を重ねた。

コンサートでは素晴らしい演奏に加えて、二回ものアンコールに応えてくれた。最後に弾いたカッチーニの「アヴェ・マリア」を聞いていたとき、私の目から涙が溢れた。彼が片手で弾いていることはまったく気にならなくなり、私は完全に彼の音楽に魅了された。

音楽も素晴らしかったが、私は彼の生き方にとても励まされた。一〇本の指で自由自在に鍵盤を操っていたピアニストが、突然、五本の指を奪われた。どれほど辛い思いをしたことだろう。ピアノを弾くことを諦めたことも一度や二度ではなかったはずだ。

そんな彼に、再びピアノと向き合うきっかけを与えたのは、チェロを弾く長男だった。彼はフランク・ブリッジという作曲家が、第一次世界大戦で右腕を失った友人（ピアニスト）のために書いた作品を見つけ、父に渡したそうだ。音楽を奏でるのに、両手だろうが片手だろうが関係ない。息子はそう伝えたかったのだろう。こうして「左手のピアニスト」は誕生した。

私は三三歳でうつになり、この病気に翻弄《ほんろう》される人生を送らざるを得なくなった。仕事を失い、育児も家事もできなくなった。「もう何もできない。私は役立たずで、生きるに値しない」。そう自分で自分を思い詰めることもたびたびだった。

だが、舘野さんの音楽は、私に、こう語りかけてくれた。「人生を諦めたらその先には何もないよ。双極性障害を患ったことでできることは限られてしまったかもしれない。でも、その不自由で制限のあるあなたにだからこそ、できることがきっとある。あなたなりの何かを生み出すことができるはず。だから諦めないで」。

何もかも失った今の私に、いったい何ができるのか。それはまだわからない。だが諦めてはいけないのだ。辛くても前を向いて歩いていこう。彼のピアノを聴きながら、私はそう決意した。

人と約束をしてみる

イチョウの葉が黄色くなったころ、旧友がランチに誘ってくれた。思いきって家から二〇分ほど電車に乗って、待ち合わせの場所に向かった。電車に乗るのはいつ以来だろう。少なくともここ数年間はまったく乗っていなかった。友人と食事をし、おしゃべりしながら一時間ほど散歩をして別れた。正味四時間の外出だった。だが翌日から三日間、寝込んでしまった。よくなったとは言っても、まだ電車で出かけるには少し早かった。友人にそのことをメールしたら、「楽しいことをして三日寝込むのと、楽しいことはないが寝込まないのとどちらをとるか。むずかしい選択だ」と返事がきた。

電車に乗ったことが悪かったのか、行った先での滞在時間が長すぎたのか。滞在時間を短くしたら、翌日、寝込まずにすむのではないか。そうだ、実験してみようと考えた。

ある朝、約二〇分バスに乗り、隣町まで出かけてみた。デパートに入り、買うと決めていた子ども用の靴下を三足購入すると、他のものは一切見ずに、またバスに乗って帰ってきた。

すると、どうだろう。翌日は寝込まず、翌々日も普通に活動することができた。どうやら乗り物で移動したことが悪かったのではなく、久しぶりに人と長時間、おしゃべりしたことで、脳が活発に動き過ぎたことが寝込んだ理由だったようだ。次に、家族とならどうなるか実験してみようと、休日に家族で数駅離れた公園に遊びに行ってみた。子どもたちと遊び、ランチをし、電車で帰った。すると、翌日は問題なく起きることができた。家族となら、多少滞在時間が長くても大丈夫なようだ。

このように小さな実験を積み重ねることで、段々と自分に適した行動範囲や滞在時間などの目安がわかるようになってきた。自分の心身との付き合い方は、自らで探っていくしかない。実験を繰り返し、微調節しながら最善の暮らし方を模索していこうと考えている。

反動に悩む

元気なころの私はかなりの計画魔で、予定表には今日やるべきこと、明日やるべきこと、さらには一カ月先の何時に何をやるかまできっちりと書き込んでいた。そして、予定通りにことが運んだときの何とも言えない達成感が好きだった。

ところがどうだろう。双極性障害になってからというもの、当日の朝、起きてみないと調子がよいかどうかがわからないため、予定を入れることができなくなってしまった。当日、調子が悪いとすべてをキャンセルしなくてはいけなくなる。それを繰り返すうちに段々と人と約束するのが苦手になり、一人で過ごすことのほうが多くなっていた。

例えば五月。スケジュール帳に書かれているのは子どもの運動会と個人面談の予定だけ。楽しい予定は何も書かれてはいない。つまらないと思うが、約束をしても行けるかどうかわからないというストレスを抱えて過ごすよりは、自分のペースでその日できることだけをやればよいという状態のほうが今の私にとっては楽なのだ。

子どもとの約束は、最も苦手だ。運動会という一大イベントですら行けるかどうか不安なのに、「週末はどこどこへ行こう」と言われても、軽々しく「うん」と言えない。行けるかもしれないと思ってよい返事をしたのに、当日に行けないというのは子どもを傷つけてしまうし、親子の信頼関係を悪くする。だから、いつも「どうしようかなぁ」と言ってごまかしてしまう。

ある年のゴールデンウィークは調子がよかったので、家から電車で一時間くらいのところにある動物園に行った。一日で長い距離を動くと疲れるかも知れないので、普通の人なら充分に日帰りできる距離だが、私たち家族は動物園の近くのホテルに一泊した。近場であっても、子どもたちはホテルの大きな風呂に喜び、いつもと違うベッドでピョンピョン飛びはね、家にはない大きなテレビを見ながら、とても楽しそうだった。そして上機嫌で眠りについた。帰ってからは予想通り、私はしばらく臥《ふ》せってしまったが、家族とのよい思い出ができてよかったと思った。

一年が経ち、またゴールデンウィークの計画を立てていると、下の子はまた「ホテルに泊まりたい」という。私も「近場なら」と賛成したのだが、上の子は、「どこにも行きたくない」と言って一歩も引き下がらない。理由を聞くと、「どこかに出かけると、その後にママが寝込むから」と言うのだ。まだ小さいのに、旅行に行きたいと無邪気に言わせてやれないのが不憫《ふびん》でならなかった。

薬の調節

二週おきだった受診が三週おきになり、私は順調に回復していた。リーマス四〇〇ミリグラム、ラミクタール二〇〇ミリグラム、エビリファイ三ミリグラムを服用している。この三週間のうち、寝込んだのは四日間だけ。前回は六日間だったので、少しよくなっている感じがする。前回までは憂鬱な感じや倦怠感《けんたいかん》、億劫さがあったが、この三週間はほとんどなかった。そのことを主治医に話すと、「改善の兆しが出ている。軌道に乗っている」と言われ、ホッとした。

だが、次の受診日までに普通に過ごせたのは二日しかなく、あとは気力がわかず、半日もしくは一日中、寝転がっていた。『波』の一環だから、心配しなくていい。疲れやすさや意欲が出ないのはうつ状態だから。必ずよくなります」という主治医の言葉を信じて、また次の三週間をやり過ごすが、やはりほとんど一日中寝て過ごした。一度起き上がれば何とか動けるので、トイレに立った勢いで、洗濯物を干したり夕食の準備をしたり、最低限の家事をしていたが億劫で仕方がなかった。

次の受診時にこのことを訴えると、「辛いですね」と共感してくれ、「動けるときには動いてください。身体を動かすスイッチが入りますから。でも無理はしないように」と言われた。薬の調整が必要と言われ、新たにサインバルタという抗うつ薬を二〇ミリグラム使うことになった。「抗うつ薬は双極性障害の方に使うと不安定化すると言われているので基本的には使いたくないが、一剤入れましょう。フィットすれば一週間くらいでよくなります。なかなかよくならなくてがっかりしていると思う。私も治せなくて申し訳ないと思っている。症状と上手く付き合っていきましょう」と言われた。いつものことながら、主治医の言葉には心から励まされる。よくなるかもしれないという明るい気持ちになったためか、半年近く行けていなかった天然酵母のパン屋さんに寄った。ついでに近くの神社を詣でた。「薬が効きますように」と、手を合わせた。

調子が悪いときは薬が足され、それが効くと安心するのだが、よい状態が続くと今度は薬を減らしたいと思うようになる。精神科の薬をたくさん飲んでいることに抵抗を感じるからだ。好調なときに、「いつごろから薬が減らせるでしょうか」と主治医に聞いたら、「二年くらいよい状態が続いたら」と言われてがっかりした。薬を減らして症状が悪化し、普通の生活が送れなくなるぐらいならば、適量を飲んでよい状態が保てたほうがよい。それはわかっているのだが、一生、薬と付き合わなくてはいけないのかと思うと、やはり暗い気持ちになる。だが、薬が効かないこともあるのだから、今は効いていることに感謝すべきだ。不安や不満もあるが、薬の調節は主治医としっかり相談しながら、気長にやっていこうと思っている。

薬の副作用で二五キロ増

調子が悪くなるたびに薬が増え、副作用も強くなっていったからなのだろうか。体重が右肩あがりに増加し、ついに妊娠していたときの最高体重を上回った。太る理由を聞こうと、飲んでいる薬を販売する製薬会社に問い合わせたが、明確な理由はわからないと返答された。ただ、「可能性のある副作用として食欲増加がある。また、神経伝達物質の受容体が遮断されるため、消費カロリーが低下するからかもしれない。運動をすることをお勧めします」とアドバイスされた。

そんなことは言われなくても百も承知だ。うつ症状があるときは運動したくてもできない。だから困っているのだ。一般論を平坦に述べられたことに腹が立った。

あまりに体重が増えるため、主治医にも相談した。うなずきながら話を聞いてくれた後、彼は「薬を変えてみましょうか」と言い、違う種類の薬に変えてくれた。だがその後も体重はどんどん増えていき、ついに七〇キロになってしまった。二五キロも増えたことになる。

太ることは健康によくないばかりか、見た目も悪くなる。躁うつの波に苦しむのに加え、外見が一変してしまったことによる自尊心の低下は、私にとっては病気と同じくらい大きな問題だった。主治医によると、今、服用している薬は副作用が少ないはずなので、それが原因で太ることは考えにくい。四〇代になれば健康な人でも太り始めるので、適度な運動を心がけるようにと助言された。確かに、うつのときはほぼ寝たきりで消費カロリーも少ないため太るのは当然だろう。だが、一生この姿のまま生きていくのはあまりにも辛い。今は出かけようにも、着れる服がないためなかなか外出できない。そうして家に引きこもるため、また太るという悪循環を断ち切れないでいる。症状の緩和に加え、適切な体重の維持が私の目下の悩みである。

5　新たなステップへ

認知行動療法を受講

ある朝、病院から突然、自宅に電話がかかってきた。びっくりした夫は、急いで私に受話器を渡した。主治医の声だ。「大学病院でやっている認知行動療法のグループセラピーを受けるはずの人がキャンセルしたので一名分の席が空いた。双極性障害にも効くこともあるので、よかったら参加しないか」とのことだった。認知行動療法という名称は以前から何度も聞いており、非常に興味を持っていた。私は二つ返事で承諾し、翌週から二週間に一回、全一〇回の講座に参加することにした。

初回の参加者は私を含めて五人だった。自己紹介をすると、三人の病名はうつ病で、私ともう一人が双極性障害だった。その方は私と同い年くらいの男性で、見た目は健康そうだったため、同じ病気とは思えなかった。多分、彼も私のことをそう思ったのだろう。講義の後、どちらからともなく「ゆっくりお話ししましょう」ということになり、病院近くのカフェに入った。

最初は、妻もいて子どももいるという話だったので、同じような境遇の人と出会えてよかったと喜んでいたのだが、彼が語る躁のときのエピソードがあまりに性的に逸脱《いつだつ》した内容で、とても狭いカフェで聞くような内容ではなかった。私はまだ軽いほうなのだと思ってしまい、自分の躁の話は何もできなかった。躁のときの行動は、どうして人によってこんなにも違うのだろうかと不思議に思う。

講義では、「うつ患者の特徴の一つとして、物事を実際以上に悪いほうに、否定的に考えてしまう。そういう思考傾向がうつをさらに促進してしまう」と説明された。この講座を通じて、否定的・悲観的になりがちなものの捉えかた(認知)を、肯定的・楽観的なものに変える手法を身につけるのだそうだ。一つの手法として、「コラム法」を学んだ。コラムとは、考え方を振り返る記録表のことで、順を追ってコラムに記入することで、自分が考え方の癖(パターン)に引きずられているということに気づき、新しいとらえ方を身につけることができるようになると習った。

自分の考え方に特定の癖があるというのは初耳だったし、その癖が修正可能と知れたことは私にとって大きな学びだった。だが、毎回、楽しみにしていたにもかかわらず、四回通った後にうつ症状が強く出てしまい、残念ながらその後は参加することができずに講座は終わってしまった。

二週に一回で全一〇回というと五カ月かかることになる。うつや双極性障害の患者が受講するのに、そんなに長い間、状態が安定して通えるということを前提にプログラムが組まれているのは、少し無理があるのではないかと感じた。あとから、インターネット上でもコラム法を学ぶことができると知った。対面でなくても、ほぼ同様の効果があるとのことなので、試してみようと思う。効果は出なかったが、薬以外の治療法があると知ることができたのは私に大きな希望を与えてくれた。

鍼治療が効を成す

ある日のこと、重たい衣装ケースを持つときの姿勢が悪かったのだろう。思いがけず、ぎっくり腰になってしまった。かがんだまま、一ミリも身体を動かせない。座ることも立つこともできない。このままではトイレも行けない。焦った私は、子どもにスマホを持ってきてもらい、「ぎっくり腰」、「往診」、そして地名でネット検索をおこなった。すると、駅に近いある鍼灸《しんきゅう》マッサージ院が出てきた。電話で事情を話すと快く往診を引き受けてくれた。寝室の畳の上で、院長の施術を受けると、すんなりと立ち上がることができるようになった。

ぎっくり腰を治すために、しばらくこの院に通っていると睡眠の話になった。二人目の子を産んで以来、アモバンという睡眠導入剤を常用していること、それでも二時間おきに目が覚めることなどを話した。すると院長は、「自律神経のバランスを改善することで、睡眠の質を上げることはできると思う」と、アドバイスしてくれた。

睡眠導入薬なしに眠れるようになれば一種類でも薬が減らせると思い、私はしばらくこの鍼灸マッサージ院に通うことにした。一五分のマッサージを受けた後に、身体の緊張を緩めるつぼに二本の鍼《はり》を打ってもらう。

すると効果はすぐに現れた。夜中に目が覚める回数が明らかに減ってきたのだ。一カ月後には、朝までに二度ほどしか起きなくなり、睡眠の質は大幅に改善された。

これほどの効果があるなら、私の病気の治療そのものにも鍼は効くのではないか。折り入って院長に相談してみると、「病気の根本的な治療はできないが、私の経験則では、うつ症状が強く出ている時は身体が緊張状態にあるので、副交感神経の働きを高めて緊張を和らげることで症状を軽減することはできると思う」と、希望を持てる返事をしてくれた。料金は一回一九〇〇円と、決して安くはない。だが、服薬以外にこれといった症状の軽減法がないのであれば、試してみる価値は充分にある。

しばらく鍼治療を受け続けていると、身体にさらなる変化が現れ始めた。以前は、何か行事に参加するとその後は一カ月以上寝込むのが常だったのに、鍼治療を始めてからというもの、寝込む日数が明らかに少なくなってきたのだ。例えば年末年始のこと。子どもたちを連れて私の実家に帰ると、親戚も集まって総勢一〇名以上となる。和気藹々《わきあいあい》として楽しいのだが、数日間の滞在後に帰宅するとその賑やかさの反動で、その後は必ず一カ月ほど寝込んでいた。

ところが、鍼治療を始めて迎えた年の正月の帰省後は、二日、寝込んだだけで済んだ。これには私を含め親戚一同、大変驚いた。鍼がどうして効くのか、その科学的なメカニズムの詳細は不明だが、少なくとも私の場合は不眠や気力減退などの症状の軽減に確かな効果があった。

鍼はその後も引き続き効果を発揮した。通い始めて一年半ほど経ったころ、睡眠導入薬を服用せずに朝まで眠れるようになった。

病気を治す、または辛い症状を和らげることができるのは、西洋医学だけではない。漢方や鍼灸を代表とする東洋医学、またより広義な補完・代替医療もあわせて考え、東西融合の治療をより広い視野で採用することで、よりよい結果がもたらされる可能性が高いと感じている。

マインドフルネスの実践

昨今、「マインドフルネス」という言葉を巷《ちまた》でよく聞くようになった。マインドフルネスとは、「意識を『今・ここ』に注意深く保つように努め、丁寧に生きること」と説明される。仏教の瞑《めい》想《そう》をベースに、宗教色を取り除いた形で、現代風に開発された瞑想法のことだ。マインドフルネスを続けると、ストレスの軽減、集中力や共感性の向上などの効果があると言われている。

マインドフルネスを著名なものとしたのは、アップルの創業者のスティーブン・ジョブズ氏だ。彼がマインドフルネス瞑想をしていたことから、アップル、グーグル、フェイスブックなどの大手ＩＴ企業で社員研修に取り入れられるようになり、日本でも注目を浴びるようになった。

医学領域においては、米国の精神科医、ジョン・カバット・ジン氏が一九七九年に開発した「マインドフルネス・ストレス低減法（ＭＢＳＲ）」というプログラムがあり、うつ病の再発予防に有効であると言われている。一日一〇分程度の瞑想を八週間続けると記憶をつかさどるといわれる海馬《かいば》の面積が増加するなど、脳の器官が変化し、不安やストレスの軽減につながるのだそうだ。

私の夫は、中学時代に般若心経に衝撃を受けて以来の仏教マニアという少し風変わりな人で、あるとき、「マインドフルネスはうつ病にも効くようだから、勉強してみたらどうか」と勧めてくれた。そしてマインドフルネスの創設者、ティク・ナット・ハン氏の著書の翻訳を手がける島田啓介さんが主催する全六回の連続講座の案内を手渡してくれた。都内まで電車に乗って行けるだろうか。全回参加できるだろうか……。以前、認知行動療法を中断したことが脳裏をよぎった。瞑想でうつがよくなるなんて本当だろうかという疑念も含めて、様々な不安がわき上がったが、まずは信じて前進しようと思い、受講することにした。

初回、私はこの講座に参加したことをひどく後悔した。この講座の軸となる考え方が、これまでの私の人生を強く否定しているように感じられたからだ。これまで私は効率を重視し、成果を求め、ときに身の丈を越えた目標に向かって懸命に頑張ってきた。だからこそ、「人生はうまくいく」と信じて生きてきた。なのに、島田さんは、「必ずしも効率を求めなくてもよい、物事に執着し過ぎるとマインドフルネスを損なう。解決困難な問題であれば無理に解決しようとする必要はなく、問題を優しく受け止め、それに対して微笑むことから始めよう」と言う。これまでの私の考え方とは一八〇度異なっていた。甘えていると感じた。

だが、最初こそ違和感を覚えたものの、よく考えてみると、講師の言う通りだった。これまでの私の努力の仕方が適切でなかったために、私は精神を病み、今、こうして苦しんでいるのだ。「うまくいっている」と考えていたのは、単に私の思い込みに過ぎなかったのではないか。

二回目の講義のとき、彼は自分が双極性障害を患っていたということを話してくれた。私はとても驚いた。「病気なのにこの人は人前で普通に話をしている！」、「どうしてそんなに元気になれたのか？」、「本当にこの人は私と同じ双極性障害の患者なの……？」。聞いてみると、彼は二〇代で発症し、約二年間、入退院を繰り返したそうだ。聞くに私よりもずっと重症そうだ。彼は病気を克服するために、様々な修行を試み、そのなかでマインドフルネスと出会い、今、こうして教鞭をとっているのだと話してくれた。

「今はどんな具合ですか？」と私が聞くと、「時折、波はあるけれどもう薬は飲んでいない」と答えてくれた。マインドフルネスを体得できれば、もしかしたらも私も彼のように元気になれるかもしれない。そして薬も飲まずに済むようになるかもしれない。私はまるで夢を見ているような気分だった。当初の心配をよそに、私は一度も休まずに参加し、修了書をもらった。

その後、私はＭＢＳＲ研究会が主催する八週間プログラムも受講した。この講座の講師は医師と臨床心理士で、毎週日曜日、都内の会議室に十数名が集まり、約三時間、静坐瞑想、ヨガ、ボディースキャンなどを練習した。八週間のうち、うつの日もあり、毎日、続けるように言われていた瞑想の練習をする気力がない日もあったが、講座は一度も休むことなく参加することができたし、受講後、状態は安定している。今は毎朝、風呂で半身浴をしながら一〇分間、瞑想するようにしている。うつ予防になるのであれば、習慣にして続けなくてはいけない。薬を飲む以外に、自分にできることが見つけられたことで、私は新たなステップを踏み出すことができた。

6 回復途上の悩み

カミングアウトの仕方

自分の病気の話をすべきか否か。新しい友人ができるたびに迷ってしまう。仲良くなればなるほど、病気のことを言わずにいるのは何だか不誠実な気がするし、かといって、逆に腫《は》れ物に触るような扱いをされるのも本意ではない。調子がよいときは、あえて病気のことに触れなくてもよいのだが、調子が悪くなり、約束をキャンセルすることが重なると、病気のことを話しておいたほうがよいのではないかと思い悩んでしまう。悶々《もんもん》と考えるぐらいなら、いっそ新しい友人など作らず一人でいたほうが気楽だとすら思うこともある。

私には発症当時から、病気のことを優しく受け止めてくれている大切な友人がいる。メールで励ましてくれたり、会って話を聞いてくれたり。人の痛みがわかるのは、彼女が二〇代でがんを患い、克服したという背景があるからだろう。あるとき、彼女がとても自然な口調で、「私の兄は統合失調症なの」と話してくれた。彼女とは一〇年以上の付き合いになるが、お兄さんのことは一度も聞いたことがなかった。家族にそういう病気の人がいると、結婚が破談になったり、差別されたりすることがあると聞く。恐る恐る、「結婚する時に相手の両親などにお兄さんの話をしたの？」と聞いてみた。国際結婚だったことも影響していたのだろうか。「話したけれど、特に反対はされなかった」と、答えてくれた。

私は子どもたちが結婚するとき、私の病気のことが原因でうまくいかなくなったら困るので、母親は病死したことにしてもらって失踪《しっそう》すればよいと真剣に考えていた時期があった。失踪しなくても、大して生きている理由もないのだから、いっそ死んでしまってもかまわない。そんな投げやりな気持ちを、かつては抱いていた。

だが、病気のことを彼らの結婚相手に隠して逃げるのは、考えてみればなんと自分勝手で不誠実なことか。事実から目を背《そむ》けるのではなく、精神の病を患っている母がいても、相手の親に反対されない子に育てる努力をしなくてはいけない。そう思うと、ピンと背筋が伸びた。

生きる意味がわからない

発症から数年が経つと、段々とうつ症状が安定し、日中、起きていられる日が増えてきた。傍《はた》から見ると、よくなってきたことは喜ばしいことなのだろうが、反対に私は憂鬱だった。

朝、起きて子どもたちを小学校に送り出した後、二人が帰ってくるまでの約六時間、私は時間をもてあますようになってしまったのだ。時間があるなら普通の主婦のように家事をすればよいと思うのだが、そこまでの気力はない。たまには気晴らしにショッピングにでも行けばと思うが、翌日、寝込むことを想像すると、それもできない。何にもすることがないので、ついついベッドの上で横になってしまう。そうすると知らない間にうつらうつらしてしまい、小学校から帰ってきた子どもたちに、「ママ、また寝てる。だらしないなぁ」と言われてしまう。「暇なら本でも読めばどう？」と、夫にも言われるのだが、文字を追うのは億劫なので、本も新聞もほとんど読むことができない。「太っているんだから、少し歩けばいいのに」と母に言われるのだが、それも一人ではなかなかむずかしい。

うつのときに何もできないのはわかるが、元気になったにもかかわらず、何もすることがないという空しさは、なかなか周囲には理解してもらえない。何か趣味でもあればと思うのだが、仕事が趣味のような人生を送っていた私には、他に熱中できるものが何もなかった。

いったい、私は何をすればよいのだろう。考えても仕方がないと諦め、いつも「寝逃げ」をしてしまう。寝ていれば現実から逃避できる。考えると、うつでもうつでなくても、結局は寝ているだけではないか。それならば、何のために薬を飲み、元気になろうとしているのだろう。「私は何のために生きているのだろう」。うつのときは、こんなことを突き詰めて考えることすら面倒くさいのだが、元気になるといろいろなことを考えるだけの気力があるだけに、余計辛くなる。

何かすることを見つけなくてはいけない。私の人生、このままでよいわけがないと焦燥感に駆られる。回復途上の悩みである。

おばちゃんはいつも風邪

双極性障害になってからというもの、私は外で働くことができなくなり、日中、家にいるようになった。放課後は、お母さんがいる子の家のほうが集まりやすいようで、わが家には毎日、子どもの友だちがたくさん集まってくる。私のせいで、わが家は週末にあまり外出しないし、私の躁を増長するという理由でテレビも置いていない。私は子どもたちに娯楽が少ないことを、後ろめたく思っている。なので、家に遊びに来てくれた友だちをもてなすことが、私にできるせめてもの罪滅ぼしと思い、せっせとおやつの準備をする。

もちろん、だるくて寝ているときもある。昼間から大の大人がベッドに横たわっているのは何事かと思われるので、そういうときは、「おばちゃん、風邪ひいているから寝てるね」と言う。すると、子どもたちは素直にうなずく。だが、何日も風邪が続くと、「おばちゃん、いつも風邪ひいているね」と、言われてしまう。元気そうに見えるのに、おばちゃんはいつも寝ている。どうしてなのだろう。高学年にもなれば、そんなことを不思議に思うようになるだろう。

時々、子どもを迎えに来るお母さんがいる。その子が母親に、「おばちゃん、風邪ひいてるんだって」というと、「具合の悪いところお邪魔して本当にすみません」と恐縮される。「いえいえ、たいしたことないので、またいつでも遊びに来てください」と、私はあえて元気そうに振る舞う。病気のことが言えればどれほど楽だろうと思うが、「精神の病を持っている人がいる家に遊びに行くなんて、何があるかわからないからやめなさい」と保護者が子どもに言ったら、私の子どもたちには友だちがいなくなってしまう。そう考えると、私はやっぱり風邪を演じ続けなければいけないのかなと思ってしまう。

「できること」、「できなくなったこと」

調子がよくなり、「できること」が増えてくると、今度は「できなくなったこと」が目につくようになる。

例えば、病気になってからというもの、手書きで文字を書くことがむずかしくなった。リーマスの副作用で、手が小刻みに震えるため、どうしても字が乱れてしまうからだ。ある時、私が手書きで封筒に住所を書いて送ったら、受け取った人から「お子さん、上手に字が書けるようになりましたね」と言われてしまった。クレジットカードで支払うのでサインをするとき、「もう少し綺麗《きれい》な字で書けば」と、夫にとがめられる。極力、直筆でモノを書くのを避けるようになったため、ますます字を書くことが苦手になる。今はパソコンやスマホがあるので、ペンで何かを書く機会は格段に減ってきたが、それでも「字は体を表す」という諺《ことわざ》を思い出し、憂鬱になる。

あまり字を書かないからであろうか。最近、漢字が思い出せなくなった。「紙」という字の右下には横棒が入るかどうか、「様」という字は右下を跳ねるかどうか。小学生でも書けるであろう字が正確に書けない。

英語のスペルも同じだ。先日、サッカー（ＳＯＣＣＥＲ）のＣが一つか二つかわからなくなっていることに愕然《がくぜん》とした。高校生のころに海外留学をしていた私は、英語は決して不得意ではないのに……。

あまりにも記憶力が低下していると感じたので、何か別の病気にかかっているのかもしれないと不安になり、病院で脳のＭＲＩを撮ってもらった。異常なしと言われてほっとしたものの、ではなぜこんなに様々なことが思い出せないのか、これからどうなるのかという不安でいっぱいになった。この病気になると、少なからず認知機能が低下するそうだ。躁うつの症状とはまた別の悩みが増えてしまった。

リーマスには口渇《こうかつ》という副作用もあり、常に何かを飲んでいないと口の中が乾いて不快になる。また、口中が乾くと雑菌が繁殖しやすくなるため、虫歯になりやすいし、口臭という嫌なおまけまでついてくる。私が「はぁ」と息を吹きかけると、子どもたちが「ママ、口臭い」と逃げ回る。冗談も入っているのだとは思うが、女性としてはかなり傷つく。

薬を飲むので、お酒もまったく口にできなくなった。睡眠が大事と言われているので、昼寝は欠かせないし、夜も九時になったら就寝だ。この病気は時差に弱いと言われるので、海外旅行にはもう一生、行けないだろう。

普通の平穏な生活が送れるようになっただけでも感謝すべきなのに、元気になると、かつての自分と比較してしまい、「できなくなったこと」が気になり始める。だが、「できないこと」より「できること」を数えて生きたほうが心穏やかでいられるはずだ。過去の自分と比べるのは止めにしよう。そう自分に言い聞かせる。

子どもからのあだ名は、「デブゴロウ」

先にも書いたように、子どもたちが学校から帰ってくると、私はだいたいいつもベッドに横たわっている。「調子が悪いから」というのが言い訳だが、最近は具合が悪いからなのか、単に怠惰なだけなのか、自分でも区別がつかない時がある。昼間ずっと寝ているはずなのに、夕方になるとどっと疲れが出て、子どもたちに夕ご飯を食べさせると、夜八時くらいから一人でベッドに入ってしまう。子どもたちの宿題を見て、風呂にも入れてあげたいと思っているのに、気力はゼロで身体が動かない。上の子はもう高学年だ。「お風呂ぐらい一人で入れるでしょう」と周りの人は言うのだが、幼少期から毎日入浴するということが習慣化されていないため、なかなかむずかしい。

いつもごろごろしている母親を見て、子どもたちは、「ママ、だらしないよ」と言う。薬の副作用か、年のせいか、運動不足なのか、ここ数年で体重が急増し、七〇キロになってしまった。最近、億劫で動けないのは、うつだけが原因なのではなくて、身体が重たいからなのかもしれないと考えるほどだ。

私だって、太りたくて太っているわけではないのに、ママがデブであることは、子どもたちにとっては恥ずかしいことらしく、「ママ、『見栄え』が悪いよ」と言ってくる。「薬のせいなんだから仕方がないよ」と、夫は慰めてくれるが、デブでゴロゴロしているからと、あるとき夫は私のことを「デブゴロウ」と命名した。子どもたちは面白がって、私のことを「デブゴロウ」と呼ぶようになり、私のお腹の肉を摘《つま》み、「赤ちゃんいるの?」と聞いてくる。内心、傷つくが、夫はこうして病気のことを深刻にとらえず、笑いに変えてくれる。彼のお蔭で、笑いが絶えないことをありがたく思う。

思い切って引っ越す

結婚当初、私たちは二人で暮らすためのマンションを借りていた。しばらくして子どもが生まれると少し手狭になった。二人目が生まれて子どもたちが成長し、荷物が増えてくると、もう少しゆったり暮らせる場所に引っ越したいと思うようになった。だが、一般的には、配偶者との離別、結婚、出産、そして引っ越しなど、大きな人生イベントの前後は、躁うつの症状が出やすいと言われているため、怖くて踏み切れずにいた。

ところがある日、狭い空間で四人が暮らし続けることに限界を感じ、現実的に物件を探すことになった。

引っ越しの時期については、かなり検討した。今なら比較的症状が落ち着いているから引っ越せるのではないか。だが、引っ越しがきっかけとなり、またうつになったら困る。悶々と悩んでいたが、「やってみないとわからないから」と夫に背中を押され、覚悟を決めて新しい家に引っ越すことにした。引っ越し後、数日間は躁が出て、身体が異常に軽く感じ、荷解きなどの作業がかなりはかどった。その反動でうつになることを心配したが、杞憂に終わり、引っ越しは無事にクリアーすることができた。

ふと、うつのきっかけになると言われる伴侶との死別のことが脳裏をよぎった。夫が先に逝《い》ったら、私はひどいうつになり、子どもたちに迷惑をかけるのではと不安になった。それを夫に言うと、「心配しなくても俺のほうが長生きするから」とあっさりかわされた。先のことは誰にもわからないのだ。そうであれば、まだ起こっていないことを案ずるよりは、今を楽しんだほうがよい。そう思ったら、少し気が楽になった。

苦手な学校行事をどうするか

引っ越しにともない、長男は小学校を転校した。一人も友だちがいない教室で、転校生として紹介された彼。さぞかし緊張し、不安だったろう。だが、彼は登校を嫌がることもなく、順調に新しい暮らしになじんでいってくれた。

転校に際して私が懸念したのは、小学校のPTA活動への参加であった。転校前の小学校で、広報委員を割り振られたことがあったが、体調が優れずに結局、一度も参加できず、他の人たちの負担を増やしてしまった。自分だけPTA活動をやらないわけにはいかないとは思うが、引き受けても体調不良で活動ができなければ、結局は他の人たちに迷惑をかけてしまう。

病気のことを言うべきか否か。精神の病気というだけに、カミングアウトすることがはばかられる。皆に知れて子どもが差別されたり、いじめにあったりするのではないか。様々な不安が脳裏をよぎる。

考えあぐねていると、以前にPTA副会長を務めていたという女性を紹介されたので、相談にのってもらうことにした。彼女が言うには、「会合などに出られないのであれば、PTAに事情を話し、在宅で作業できるベルマーク係に立候補するのがよい」とのこと。ベルマーク係というのは、各家庭から集められた一〇〇〇枚以上のベルマークを整理するという地道な作業だ。これなら調子がよいときに一人で自宅でできるし、他の人に迷惑をかけなくてすむ。私は思い切って、手紙に事情を書いて学校に提出した。そして、希望通りの係を割り振ってもらった。

後で聞いたのだが、事情があるのは私だけではないそうだ。親の介護で手一杯という人、父子家庭で学校行事にかかわる時間がまったく取れないという人、重度の障害児を育てている母親など、どうしてもＰＴＡ活動に参加できないという人は作業を免除してもらっていると聞いた。私だけが特別な計らいを受けたわけではないとわかり、少し安心した。

一方で、ＰＴＡ活動を考慮してもらっていることで不自由なこともあった。小学校では、年間を通して様々な行事がある。懇談会、面談、親のランチ会、授業参観、運動会などである。「そういう行事にはちゃんと顔を出すのに、どうしてＰＴＡ活動にだけは参加できないの？」、「あの人、仮病なんじゃない？」、「身勝手よね！」などと言われることを恐れて、目立たないように、なるべく保護者とは接触を持たないように努めた。

自分自身ですら、躁とうつがどういうサイクルでいつ切り替わるか、まだ充分、把握しきれていないのに、他人に理解してもらうことなど望むべくもない。もちろん理解してもらう努力は大事だが、周囲の目を気にしすぎても疲れてしまう。皆と同じようにできない自分を過度に卑下《ひげ》するのではなく、皆に協力してもらっていることに感謝しつつ、肩の力を抜いて暮らしていけばよいではないか。そう自分に言い聞かせることにしている。

7　病とともに、生きること

よい種に水やりをする

ある年の年末に差しかかるころ、ふらりとお正月用の花を買いに行ったら、その花屋さんに生けてあった花の艶《あで》やかさに思わず息を飲んだ。久しぶりに心を奪われるものを見た。美しい花を見ながら、「そうだ。お花を習いに行こう。そして来年のお正月には、綺麗にお花を生けられるようになろう」。ふと、そんな思いが頭に浮かんだ。病気になってから初めて「やりたい」と思ったことだった。

それからというもの、私は定期的にお花のレッスンを受けに行っている。一回九〇分で、用意された季節の花を花瓶に生けたり、ブーケを作る練習をする。花を触っていると、自然と心が穏やかになり、満たされた気分になる。予約していても、当日にうつが出て行けないときもあり、キャンセルすることも多いが、それでも生きる楽しみができた。

うつのときは、切り花を飾る気にはなれなかった。なぜなら花は枯れるからだ。枯れた花をゴミ袋に入れて捨てるという作業は、とても煩雑で億劫だ。だから花に興味が持てるようになった自分を見て、「私はよくなっている」と確信した。

かつて受講したマインドフルネスの講義で、「よい種」に水やりをすることの重要性を学んだ。

「よい種」とは、自分が好きなこと、自分を喜ばせるもののことで、それをじっくり楽しむことでポジティブな気持ちが醸成されると習った。反対に、「苦しみの種」というものもあり、それに対しては、すぐに解決しようとせず、呼吸をしながら苦しみを感じ、苦しみに対して微笑《ほほえ》むようにするとよいとも教わった。

よい種など、今の私にはあるはずもないと思っていたが、探し始めると、大小いろいろなものがあることに気づく。例えば、カフェで少し濃い目のホットコーヒーをいつもの席で飲むという種。もしくは好きなチェロの曲を聴きながら、しばらく会っていない友人に手紙を書くという種。他にも、子どもを手枕しながら寝る、夫とたわいない話をする、仲のよい友人とお茶をするなどもある。

かつて当たり前のようにできていたことの多くは、できなくなってしまった。そう考えると落ち込むが、よく目を凝らして見れば、今も昔も私はコーヒーを飲めば美味しいと思えるし、友人に手紙を書くことも相変わらず好きだ。昔と変わらぬ自分がいることも確かなのだ。

花を習い始めてから、家の中に花を飾ることが多くなった。時々は枯れた花が花瓶に入ったままになっていて、ヘルパーさんに片付けてもらうこともあるが、おおむね花の管理は自分でできるようになった。「好きなことだけやるなんて、なんて私はわがままなのだろう」と自分を批判するのではなく、まずは好きなこと、できることから始めればよい。私は「すべきこと」に囚《とら》われて、あまりに真面目に生きてき過ぎた。これからは病気にならない新しい考え方、暮らし方をしてみよう。花を生けながら、そんなことを思った。

お弁当づくりで家族の役に立つ

あるとき、子どもの社会科見学と遠足が立て続けにあり、両日とも弁当をつくることになった。子どものためには、うつでもなにがなんでもつくらなくてはいけない。前日にスーパーに行き、鶏肉とブロッコリー、果物を買った。明朝は調子が悪くて起きられないかもしれないので、ブロッコリーはヘルパーさんにゆでてもらい、下準備をしておいた。だが、心配をよそに調子よく起きることができ、難なく弁当がつくれた。一つつくるのも二つつくるのも同じだからと、いつもお世話になりっぱなしの夫にも初めて弁当をつくってあげた。

それからというもの、私は毎日、欠かさず夫の弁当をつくっている。おかずは三品。豚肉か牛肉、鶏肉、もしくは鮭などのメインが一品。スクランブルエッグ、そして野菜。時々フルーツも入れる。手の込んだものはつくれないのだが、下手な弁当でも夫が喜んでくれるのが嬉しくて、ようやく自分にできることを発見したような気がして、弁当づくりは私の日課となった。

うつがひどかったころは、朝起きて家族に朝食をつくることすらできず、夫に任せきりだった。だが、今は皆に朝ごはんを食べさせたうえに、夫に弁当をつくるまでに回復した。発症当時はこんな日が来るとは夢にも思わなかった。弁当づくりはもう二年以上も続いている。

何を詰めてもおおむね夫は「ありがとう」と言ってくれ、職場できれいにお弁当箱を洗って持ち帰ってくれる。夜、夫が帰るまで起きていてあげることはできないし、週末にいっしょに出かけることも数えるほどだ。だから、弁当づくりは私にできる数少ない愛情表現だ。

今朝は豚肉を焼き、ズッキーニとベーコンを炒め、惣菜の中華風マカロニサラダと炊きたての白米を詰めた。昼時になると、夫からＬＩＮＥで感想が届く。それを励みに私は明日も弁当をつくろうと思うのだ。

運転免許証はどうなるのか

うつのときはぼーっとしていて注意散漫になるため、車を運転する気力がなくなってしまう。交通事故を起こしそうで怖いので、双極性障害になってからというもの、うつ症状がなくても乗ることはなかったので、私はすっかりペーパードライバーになってしまった。

ある日のこと。免許更新のハガキが届いた。「もう運転はしないのに」と思いつつ、みずから免許証を返納することもないと思い、近くの警察署に更新に行った。

しばらく待っていると、ポスターに「てんかん、認知症、統合失調症、そううつ病」と書いてある。びっくりして近寄ってポスターをよく見ると、「以下の病気により、自動車等の運転に支障がある方は、症状等によっては、運転免許が取得できなかったり、取り消されたりする場合があります。病気にかかっていること等により、自動車等の運転に不安がある方のための相談窓口を設けております」と記載されている。一瞬、「えっ、双極性障害の人は免許が取れないの？」と驚いた。躁状態での無謀運転はとても危険だが、双極性障害だからといって、誰もがそんなことをするわけではないと思う。

以前は「てんかん」という診断がついていると、患者は一律に運転免許を取れなかった。だが、二〇〇二年の道路交通法改正で、条件つきで免許が取得できるようになった。双極性障害はどうなっているのだろうか。知らないでは済まされない。待っている間にスマホで調べてみると、二〇一四年に再び法改正があり、公安委員会は運転免許の取得や更新をしようとするすべての人に対して、一定の病気等の症状に関する質問ができるようになったと書いてあった。

ここで重要なのは、病名ではなく、「症状」が問われるということだ。質問票に書かれている五つの症状に関して、当てはまるものがなければ、他の人と同様、免許更新ができる。五つの症状に一つでも当てはまるものがある場合には、医師の診断書の提出が求められるが、だからといって必ずしも運転ができなくなるというわけではないと書かれていた。

私は五つの症状に当てはまらなかったので、病気のことを聞かれることなく、すんなりと更新できた。

実際にはもう運転することはないと思う。子どもたちはタクシーに乗るたびに、「気分が悪い」と言う。車に乗り慣れていないから車酔いするのだろうと考え、罪悪感に駆られる。

だが、海外生活が長いにもかかわらず運転免許を持たない夫は、「子どもたちが大きくなり、必要と感じれば自分で勝手に運転するようになるから心配するな。むしろ、車を使わないのは環境に優しい二一世紀の生き方だ」と、胸を張っている。確かに、都会に住んでいれば、バスも電車もあるため、免許がなくてもさして不便は感じない。夫の言う通りかもしれない。あっけらかんと笑う彼の横顔を見ていると、何だか自責の念が和らいだ。

病気のコントロール法

「調子がいい」と感じ、少し多めに動いてしまう日は、たいてい軽い躁であることが多い。夫に「躁っぽくなっているぞ」と指摘されると、その日はなるべく外に出ないようにする。躁のときに外に出ると、「あれもこれも」と、いろんな欲求やアイディアがわいてきて収拾がつかなくなるからだ。

例えば、自転車に乗って家に帰っているとき、二時間ほど自由時間があるとする。普段であれば、予防のために家で昼寝をするのに、躁のときは「カットに行こう」と思いつき、すぐ行動に移してしまう。飛び入りで美容院に行き、美容師さんと陽気にしゃべりながら、「次はパーマ、カラーにも来なくちゃ。ネイルもエクステも……」と、頭が急に回転を始める。美容院を出ると、足はデパートに向かう。洋服、靴、かばん、アクセサリー……。クレジットカードで次々と買ってしまう。こうして欲求を抑えず気の向くままに行動し続けると、躁はますます激しくなっていく。

最近は、やりたいことが溢れんばかりにわいてきて、頭の回転が速くなると、躁が出ている兆候だということに気づけるようになってきた。そういうときは、朝、作った「今日のやることリスト」に書いていないことは、一切やらないようにする。時間が余ったら、ベッドの上で横になり、とにかく安静にする。行動範囲を狭め、みずからを〝軟禁〟する。そうすることで外部からの不要な刺激を減らすことができ、脳の回転がゆっくりになり、躁がひどくなる手前でコントロールすることができる。

欲望を適正に制御する方法は、以前に受けたマインドフルネスが役に立つ。あれもこれもと「心ここにあらず」の状態でやり散らかさずに、一つのことに集中する。自転車に乗るときはペダルを漕《こ》ぐことにだけ集中する。降りたら何をしようかとはいっさい考えない。そうすることで散漫になる気持ちが落ち着いてくる。

双極性障害のうつは、躁の後にセットで出てくることが多い。そうであるなら、躁を抑制すればうつはある程度、防げるはずだ。だが、躁のときに感じる多幸感を知っているだけに、躁状態であることをつい許してしまいそうになる。躁のときは、身体が軽く、とても爽快で楽しい気分になる。だが、その後に来るうつは、生きていることが面倒くさくなるほどだるくて辛い。だからこそ、躁にいち早く気づき、対処することは、この病気とともに生きていくうえでとても重要なのだ。

私の場合、忙しくしすぎるとうつになることが多い。具体的には、週に二つ以上の予定を入れると崩れてしまう。なので、できるだけ週一つしか予定を入れないように心がけている。

予定といってもいろいろで、例えば自宅でお茶を飲みながら友人とおしゃべりする程度のものなら、一とカウントしなくても問題ないのだが、外食をしに行くと翌日、疲れが出て寝こみやすいので、一とカウントし、その週は、他に何も予定は入れないというように工夫している。

いったん、うつになってしまうと、いつまで続くのかが予測できないので、とても困る。だが、かつては回復まで月単位で考えなくてはいけなかったのが、だんだんと週単位になり、今では数日おとなしくしていれば回復するようになった。

躁もうつも手なずけるまでには膨大な時間を要するが、コツをつかめば幼子が自転車に乗れるようになるのと同じで、転ぶ頻度が減り、スムーズに日常生活を送ることができるようになる。患者歴六年。だいぶ症状をコントロールする方法がマスターできてきたような気がした。

「引き金」と「注意サイン」

調子がよいから大丈夫だろうと思い、ある週末、友だちを招いてホームパーティーを開いたのが間違いだった。その後、一五日間、寝たきりになってしまった。その間、シャワーを浴びることもできず、着替えも外出もできなかった。運悪く、夫が出張で不在がちだったため、家の中の食べものが底をつき、夕食に子どもたちとコーンフレークを食べた日もあった。

「引き金」となったホームパーティーでは、たくさんの人と長時間、話をし、強い刺激を受けた。夜、遅くまで賑わいが続いたため、充分な睡眠時間が確保できなかった。私は疲れると耳の奥がしみるように痛くなり、それが「注意サイン」となるのだが、この日は注意サインを無視して、パーティーを続けてしまった。

「引き金」と「注意サイン」という言葉は、「元気回復行動プラン（Wellness Recovery Action Plan＝ＷＲＡＰ《ラップ》）」に出てくる大事なキーワードだ。ＷＲＡＰとは、自分を元気にするためのアクションプラン（行動計画）のことで、こういうことが起こったときはこうしようという計画をあらかじめ作っておき、それを何度も見返して、頭の中でシミュレーションするというものだ。

私も『元気回復行動プラン』（オフィス道具箱）という本を読みながら自分のＷＲＡＰを作ってみ

た。まずは、「生活管理プラン」。自分を元気にするために毎日おこなうことをノートに書き出し、それを毎日、実行するのだそうだ。私なら、コーヒーを飲む、昼寝をする、ホットヨガに行く、鍼治療を受ける、マインドフルネス瞑想をおこなうなどがそれにあたる。そうすることで、常によい状態に保つことができる。

不調になる引き金を引いてしまった場合のプランも立てた。今回で言えば、「引き金」はホームパーティーなので、「翌日以降、安静にする」と書いた。他にも、クライシス(危機)状況に対処するためのプランや、危機を乗り越えた後、普通の生活に戻るためにすべきことなども書くようになっている。そういう状況が起こってしまってから冷静に考えるのはむずかしいので、調子のよいときに計画を立て、記述しておくことはとても重要だと感じた。

「部分寛解」と言われる

うつを患ってから一三年、双極性障害と診断されてから六年。暗黒の闇のなかを這《は》うように進んできた。トイレと冷蔵庫以外はどこにも行けず、横になってただ息をすることだけが私のすべてだった時期もある。そのころに比べれば、今は格段によくなっていると言える。

主治医から、今の状態は「部分寛解《かんかい》」と説明されている。寛解とは、完治したわけではないが、よい状態が一定期間、安定して続くことを表す医学用語だ。双極性障害は、いまだ原因が解明されていないため治療法が確定されておらず、現段階では「完治」は望めないとされている。そのため、寛解をひとつの目標として治療がおこなわれることになる。

ただ、寛解と言われても、私の場合はまだうつになる日もあるし、億劫でお風呂に入れない日も少なくない。翌朝、着替える気力がないと困るので、起きてすぐに活動できるようにと洋服のまま寝ることもたびたびだ。電車に乗って遠出をすることはまだできないし、大きなスーパーには滅多に入れない。ヘルパーさんに来てもらわないと家事はこなせないし、日中は二時間ほどの昼寝が必須だ。病院にも定期的に行っているし、鍼治療にも足繁く通っている。まだ一日に一四錠もの薬を服用するし、二五キロも増えた身体は鉛のように重たい。

正直、この状態が私の治療のゴールなのかと思うと、決して手放しでは喜べない。だが、うつで辛い日は確実に減ったし、徒歩圏内であれば外出もできるようになった。通院頻度も二週に一度だったのが六週ごとになった。さらによくなれば、働けるようになるまで回復する人もたくさんいるし、時差を気にすることなく海外旅行に行けるようになる人もいると聞く。

今はまだ、できないことがたくさんあるが、これから先、もっともっと回復し、できることの幅が広がる可能性は充分にある。焦らずゆっくり、病気の回復に合わせて暮らしていこうと思っている。

自分らしさを取り戻す

二〇一八年五月下旬から減薬が始まり、一四錠(五種類)飲んでいた薬が四錠(三種類)になった。朝夕にリーマス四〇〇ミリグラム(二錠)、ラミクタール一〇〇ミリグラム(一錠)、サインバルタ二〇ミリグラム(一錠)を飲むだけとなった。何年もの間、夕食後に一〇錠以上の薬をいっきに飲み込むことに慣れていたので、夕食後に飲む薬が三錠しかないと、なんとも口寂しい。そしてとても嬉しい。主治医からは、「次はサインバルタを減らしましょう」と言われている。リーマスとラミクタールは再発予防のために飲み続けるか、断薬を試みるかは、主治医と慎重に話し合いながら検討していくつもりだ。

薬が減ったことで代謝異常が改善したのだろうか。半年間で体重が一三キロ減った。身体が軽くなったからだろうか。あれほど億劫だった掃除や洗濯ができるようになり、ヘルパーさんに驚かれることが増えた。苦手だった入浴も、ほぼ毎日できるようになった。夕方、感じていた疲労感が嘘のように消え、子どもたちの宿題も見てあげられるようになった。自分らしく過ごせる時間が増えてきたことを嬉しく思う。

今、私には叶《かな》えたい夢がある。それは子どもにマインドフルネスを伝える専門家になることだ。双極性障害は遺伝する可能性のある病気だが、たとえ遺伝していても発症しない人も多いと聞く。過度なストレスを抱えるなど、発症の原因となりうる生活習慣を排除すれば、病気とは無関係の生活が送れる可能性は高い。

マインドフルネスのお蔭で、私は今、とてもよい状態を維持できていると感じる。だからこそ子どもたちにもマインドフルネスを習得させ、ストレスに強く、辛いことや悩みをうまく解決する力を身につけてほしいと思っている。

マインドフルネスは集中力を高め、思いやりの気持ちを醸成し、成績が上がるなどという研究結果も発表されている。アメリカやオランダでは、学校教育の中に取り入れているところもあると聞く。これから日本でも、ますます注目されるようになるだろう。

どれほど願っても、病気になる前の自分に戻ることはできない。だが、長い闘病期間を経て、私は再び自分らしい夢を抱くことができるようになった。子どもたちの成長を温かく見守りながら、勇気と好奇心を持って、新しい人生を生き直していきたい。今、私はそう、思っている。

患者の心得

①主治医を見つける

まずこの病気を正確に診断し、治療してくれる医師を探すことから始めたい。双極性障害は、患者数が少ないうえに、うつ病と区別がつかないことが少なくないため、専門の医師にしっかりと診断してもらう必要がある。長くうつ状態が続いていたり、双極性障害を疑うようなエピソードに気づいた場合は、慎重に医師を探したほうがよい。医師を選ぶ際に参考となるのは、日本うつ病学会のホームページに掲載されている双極性障害委員会の委員とフェローのリストである。このリストに載っている医師をたずねれば、双極性障害の診断と治療が速やかにおこなわれる可能性が高いと理解してよいだろう。

ただ、住んでいる地域によっては、病院が遠くて通えなかったり、近くてもあまりに混んでいて診てもらうまでに時間を要するなどの理由で、リストに挙がっている医師の診察が受けられないこともあるだろう。そのような場合には、心療内科、神経内科を掲げているクリニック(医院、診療所)ではなく、「精神科」のある規模の大きい病院を受診するのがよいだろう。なぜなら、クリニックと比べると、大きな病院では重症な患者を扱う頻度が高く、複数の医師がいる場合が多いので、双極性障害を発見してもらえる確率が上がるからだ。

②病歴をまとめる

受診する前には、自分の症状を時系列に整理し、医師や臨床心理士に順を追って伝えることができるよう事前準備をしておきたい。とくに、当事者は躁の自覚が少ない場合が多いので、家族など周りにいる人からの意見も踏まえて書くとよい。病歴をまとめるうえで、日本うつ病学会のホームページにある「ライフチャート」は役に立つだろう。

躁のときの逸脱行動(例えば性的なものなど)を他人に話すことは恥ずかしくてためらってしまうかもしれないが、一般に医療者は数多くの患者を診ているので、何事にも動じずに受け止めてくれる。起こった出来事は安心して包み隠さず、話してみよう。

③薬物療法を受ける

薬は、決められた用量・用法をきちんと守り、飲み続けることが何よりも重要である。精神科の薬を飲むことに抵抗を感じる人も少なくないだろうが、「症状が軽くなった」、「副作用が出る」などの理由から、自己判断で薬を中断することは絶対に避けたい。素人判断による断薬は症状を悪化させたり、薬の効きを悪くしたりすることもある。また、躁になると、服薬を忘れがちになる人も少なくないので、いつも以上に飲み忘れのないように気を配る必要がある。私は食卓の上に、「薬」と書いた大きな黄色いフセンを貼っておき、朝夕食後に服薬を忘れないように心がけ、次回の受診までに薬がきちんとなくなることを目標にしている。

④生活リズムを整える

うつのときも躁のときも、何よりも大事なことは「睡眠」である。徹夜をしたり、睡眠時間が短くなると躁が出やすいことは科学的に証明されているので、できるだけ睡眠時間は一定に、そして充分に確保し、生活リズムを崩さないように行動するのがよい。

日本うつ病学会のホームページにある「睡眠・覚醒リズム表」を続けてつけてみるのもよいだろう。

睡眠と覚醒を毎日つけることで、自分の睡眠が可視化されるため、主治医に伝えるときにも役に立つ。一日の気分を五段階で評価する項目もあるので、一ヵ月の自身の波を振りかえり、翌月の過ごし方の参考にすることもできる。

⑤病気について学ぶ

双極性障害とはどのような病気で、どのような症状が出るのか。どのような薬を飲んで治療するのか。また、薬物療法以外の治療にはどのようなものがあるかなどの情報収集は、医師任せにするのではなく、患者もしっかりとおこなうことが重要だ。

短い診察時間内で、医師が説明してくれることがすべてではないことも肝に銘じておこう。説明不足に不満を抱くのではなく、私たちは双極性障害と一生付き合っていくのだから、自分自身で積極的に様々なことを学び、自身の生活ができるだけ快適になるよう努力したい。

自分で学んでいると、いろいろな疑問が生じてくるはずだ。そうした疑問は、積極的に主治医に聞いて理解を深めていこう。かつては、医師に言われたことを黙って聞くのがよい患者とされてきたが、昨今では、むしろ自身の病気に対して貪欲に学ぼうとする姿勢が推奨されている。医師に面と向かって聞きづらかったり、急を要さない内容であれば、質問をまとめたメモを医師に手渡し、読んでおいてもらい、次の受診の際に答えをもらうなど、短い診察時間の中でもうまくコミュニケーションがとれるような工夫をしてみるのもよいだろう。

⑥躁うつのコントロール

ある程度、症状が治まってくると、躁うつの予兆に気づけるようになり、症状が出る前に抑える方法がわかってくる。私も六年という年月を経て、ようやく躁のコントロール法がある程度わかるようになってきた。軽躁を自覚したら、すぐに予定をキャンセルし、活動量を減らし、なるべく脳に刺激を与えないようおとなしくするようにしている。そうすると、躁はひどくならずに消えてくれる。

発症当時は、コントロールの仕方がわからず、症状に振りまわされ、悲観的になりがちだが、きっと今よりは楽になる日が来る。そう信じて、辛い時期をやり過ごしてほしい。

⑦心理社会的治療を受ける

薬物療法と併用することで再発防止に効果があるとされるのは、心理教育、集団心理教育、対人関係—社会リズム療法、家族焦点化療法、認知行動療法である。だが、国内にはこれらの療法をおこなう専門スタッフの数が少ないので、治療を受けられる機会はきわめて限られている。医療機関によっては、医師や臨床心理士などが、これらの療法をおこなっている場合もあるので、興味を抱いたら、まず主治医に相談してみるとよいだろう。書籍やインターネット上では様々な教材が出ているので、自分のペースで学ぶというのも一つの策だ。ただし、急性期への導入には効果が実証されていないため、ある程度、症状が落ち着いてから始めたほうがよい。

⑧補完代替療法を受ける

薬物療法、心理社会的療法をおこなっても思うように回復しない場合には、漢方や鍼、マインドフルネスなど、様々な補完代替療法を試してみるとよいだろう。私は鍼治療を受け始めて一年経ったころから睡眠導入薬を飲まなくてもよく眠れるようになり、うつ症状が出る頻度も明らかに少なくなった。すべての人に同じような効果が出るとは限らないが、試してみる価値はあると思う。

そのほかにも様々な療法があるので、自身にあうと思われるものを試してみるのもよいだろう。ただし、まれに身体に悪影響を及ぼすものや高額な療法があるかもしれないので、できる限り、主治医と相談してから始めるのがよい。だが、現実には主治医に反対されると思い込み、言えないという人は少なくないだろう。私も鍼灸のことは主治医には効果が出てからの事後報告であった。

医師によっては、医学的な根拠がないので勧められないと言う人もいるだろう。確かに補完代替療法は科学的に効果が証明されていないものが少なくないが、それは「効果がない」ということを意味しているのではなく、単に効果検証がおこなわれていないだけという場合もある。専門家である医師は根拠がなければ患者に勧めることはできないが、科学的には証明されていなくても効くものはあると思われるので、よく調べたうえで自分にあうものを試したい。

⑨家族の協力を得る

家族の言葉かけや態度が患者心理に大きな影響を与えるということは、よく言われている。家族の一言で、うつ症状が改善したり悪化したりする。だから家族には、患者に対して常に寛大であってほしい。

とはいっても、家族とて人間なのだから、我慢の限界はある。私はうつがひどかったときに貧困妄想が出て、夫の収入では暮らしていけないと信じ込み、夫に辛く当たっていた時期があった。寝てばかりいるのに、口を開けば、「稼ぎが悪い」と罵倒《ばとう》する妻に対して、優しく接するように言われても無理な話だ。このような状況のとき、夫は「この人の言動が非合理的なのは病気が原因なのだ」ということを常に念頭において接していたそうだ。患者は後で必ず自責の念に駆られるのだから、適当にあしらう余裕を持っていてほしい。真に受けて、深刻な事態に陥るのはできるだけ避けたい。

家族の重要な役割の一つに、患者の言動を客観的にモニターするということがある。特に、躁を早期発見できるのは、いつもそばにいる家族であることが多い。躁がひどくなる前に対処することで、その後に来るうつを長引かせずに済む。患者は躁を軽く扱いがちなので、患者と家族が一丸となってしっかりとモニターしたい。

躁のときには、自分の意に反して家族にひどい暴言を吐いてしまったり、暴力を振るってしまうこともある。家族が危険に晒《さら》される場合には、我慢し続けるのではなく、第三者に介入してもらう必要がある。家族の恥部を晒すことに躊躇《ちゅうちょ》する気持ちもあるだろうが、放っておいて事態がよくなるわけではないので思いきって、外部の助けを求めたい。

⑩福祉サービスを活用する

自立支援医療、障害者手帳、障害年金、居宅介護支援など、障害とともに生きていくうえで必要な福祉サービスについては、しっかりと情報収集し、有効活用したい。病院によっては、医師や看護師、ＭＳＷ(医療ソーシャルワーカー)が必要な情報を伝えてくれるが、そうした情報提供がおこなわれない場合には、自分で市(区)役所や町村役場に問い合わせ、どのような行政サービスが受けられるかを聞いてみよう。福祉サービスは病気になったら自動的に受けられるものではなく、申告して初めて受けられるので自分から積極的に動こう。

⑪同病患者との交流

「どうして自分だけがこんな病気になってしまったのだろう」、「他の患者さんたちはどのように暮らしているのだろう」という孤独感や不安を軽減してくれるのは、同じ病を抱えた患者たちとの交流である。院内で交流できる場があれば参加してみるのもよいし、近くに同病の人がいない場合には、「患者会」に連絡してみるとよいだろう。国内には双極性障害の患者会が複数あり、一番規模の大きなノーチラス会では、各地で交流会が開催されている。同じ病気の患者との交流は、病気のことを深く学んだり、障害受容のよいきっかけになる。

住んでいる地域によっては、交流会がおこなわれていなかったり、病状によっては外出がむずかしい場合もあるだろう。そんなときはオンラインでの交流もよいだろう。ツイッターでもよいし、フェイスブックでもよい。他の患者とのつながりは、確実に自分を強くしてくれる。ただし、ネット上でのやり取りにのめりこみすぎると、気持ちが高揚したり、反対に落ち込んだりして病状を悪化させることもありうるので、距離のとり方には充分、注意する必要がある。

おわりに

病気になったばかりのころ、私は同じ病気の人が書いた闘病記を必死に探した。他の人はどのように暮らし、何を考えているのかが知りたかったからだ。何冊か見つけたが、当時は文字を追うことがむずかしく、厚いものや翻訳ものを読むことはできなかった。だから、自分が闘病記を出すときには、寝転がって読んでも疲れない程度の薄さ、軽さで、あまり長くないものにしようと心に決めていた。多くの方に支えてもらいながら、こうして思い描いていた通りのものが岩波ブックレットとして出版されることになったことをありがたく思う。主治医の張賢徳《ちょうよしのり》先生と鍼灸師の小松﨑栄一先生、そしてマインドフルネスの恩師、島田啓介さんには専門的な部分をご指導いただいた。表紙のイラストは友人のおもちゃ作家の佐藤蕗さんが描いてくれた。

双極性障害と診断されてから七年が過ぎた。横になって、ただ息をしていることしかできなかった私が、こうして本を書くまでに回復した。的確な薬物治療、毎日通った鍼治療、脳の構造や機能を変えると言われるマインドフルネスを暮らしに取り入れたことなどが総合的に効を成したと思っている。本書に書いた治療法とその効果は、あくまで一人の女性の個人的な体験に過ぎない。「私の場合は」という限定付きではあるが、発症から寛解までの一連のプロセスを知ってもらうことで少しでも見通しが立つようになり、希望を見出すきっかけになるなら、著者としてこれ以上、嬉しいことはない。

自分の苦しみの理由がわからなかったころ、尻枝正行《しりえだまさゆき》神父というバチカンでローマ法王の側近として活躍していた方の言葉にはっとした。

「私が苦しみから救われるのではなく、苦しみが私を救う」

苦しみは私に自分の人生と、とことん向きあうチャンスを与えてくれた。努力すればなんでもできると信じて生きてきた私は、突然、自分の力ではどうすることもできず、ただただ堪え続けなくてはならない状況に置かれた。そこには一筋の光も差し込まず、わずかな希望すら見出せなかった。私はこれまで、こういう状況で生きている人が大勢いるということに充分な思いを馳《は》せることなく暮らしてきた。なんと愚かな「強者」であったことか。

地球上の飢餓、貧困、紛争、差別の問題、重い障害や病を抱えて暮らす人のこと、胸が張り裂けそうな離別をし、悲観にくれる人のこと……。苦しみを経験したことで、様々なできごとにかつてより深く感情移入できるようになり、痛みが想像できるようになった。自分には抱えきれない他人の苦しみから目をそらすのではなく、簡単に解決はできないけれど、その問題をいっしょに抱えて生きていこうと言えるようになった。

苦しみの真っ只中にいた時は、他人のことを考える余裕などまったくなかったが、今、こうして振り返ってみると、苦しみは私に確かな「何か」をもたらし、確実に私を変えたと感じている。

大学勤めをしていた頃の友人の多くは昇格し、今や教授になっている。うらやましくて、悔しくて、どうして自分だけがこんな惨めな暮らしを強いられているのだろうかと悲しみにくれた日々もあった。だが今は、幾多の苦しみを耐え抜き、かつてより少し勇敢になった自分がとても誇らしい。

いくら再発予防に取り組んでいても、いつまた再発し、躁とうつに振り回される生活を送るようになるかはわからない。不安がないと言えば嘘になるが、そのときが来たらまた悩めばよい。今は愛する家族との穏やかな暮らしを何よりも大切にしながら、日々、感謝して生きていきたい。

最後に、双極性障害だった画家ヴァンセント・ゴッホの言葉を捧げたい。

Normality is a paved road. It's comfortable to walk, but no flowers grow on it.
（「あたりまえ」とは舗装された道のようなものだ。歩きやすいが、そこに花は咲かない）

それぞれの人生に自分らしい花が咲きますように。そう願いながら、筆を置きたい。

二〇一九年一月　　　　　　　　　　　　海空るり

海空るり

エッセイスト．1972年生まれ．大学卒業後，大学院に進学．修士課程修了後，大学にて教員を務める．2003年に結婚，2児出産．2012年に双極性障害と診断される．2018年より寛解の兆しが見え始める．

うつ時々、躁
―私自身を取り戻す

岩波ブックレット 992

2019年2月5日　第1刷発行

著　者　海空《みそら》るり

発行者　岡本　厚

発行所　株式会社 岩波書店
〒101-8002 東京都千代田区一ツ橋 2-5-5
電話案内 03-5210-4000　営業部 03-5210-4111
http://www.iwanami.co.jp/hensyu/booklet/

印刷・製本　法令印刷　　装丁　副田高行　　表紙イラスト　佐藤蕗・藤原ヒロコ

ISBN 978-4-00-270992-5　　Printed in Japan